ESSAI

SUR LES

APHONIES NERVEUSES

ET RÉFLEXES

PAR

Léopold LAFITTE,

DOCTEUR EN MÉDECINE DE LA FACULTÉ DE PARIS,

Ancien externe des hôpitaux de Paris et du Bureau central d'admissio n,
Elève de l'Ecole pratique de la Faculté.

PARIS

ADRIEN DELAHAYE, LIBRAIRE-ÉDITEUR

PLACE DE L'ÉCOLE-DE-MÉDECINE

—

1872

ESSAI

APHONIES NERVEUSES

ET RÉFLEXES

ESSAI

SUR LES

APHONIES NERVEUSES

ET RÉFLEXES

PAR

Léopold LAFITTE,

Ancien externe des hôpitaux de Paris et du Bureau central d'admission,
Elève de l'Ecolepratique de la Faculté.

━━━━━━●━━━━━━

PARIS

ADRIEN DELAHAYE, LIBRAIRE-ÉDITEUR

PLACE DE L'ÉCOLE-DE-MÉDECINE

1872

ESSAI

SUR LES

APHONIES NERVEUSES & RÉFLEXES

INTRODUCTION

La question dont j'entreprends aujourd'hui l'étude est encore peu connue ; comme il pourrait paraître prétentieux de ma part d'aborder un pareil travail en arrivant à la fin de mes études médicales, c'est-à-dire à un moment où je n'ai encore pu avoir ni le temps ni les moyens d'approfondir sérieusement un point quelconque de la science, je dois dire tout de suite que je n'ai pas non plus cette intention.

Mon but est simplement, en ne m'adressant pas à des sujets sur lesquels des générations de docteurs se sont exercés, de témoigner de mon désir de faire ce que la Faculté demande, un travail qui ait quelque semblant d'originalité.

Ayant eu occasion d'observer par moi-même un petit nombre de cas d'aphonies nerveuses, je me propose seulement de les venir exposer en groupant autour d'eux les matériaux épars existant dans les différents ouvrages où se trouvent les éléments du travail à faire, m'estimant très-heureux si je puis, en hasardant quelques explications nouvelles, contribuer à jeter ainsi un peu de lumière sur cette obscure question.

Pour l'étudier d'une manière rationnelle, comme le symptôme dominant dans cette maladie est la perte plus ou moins absolue de la voix, je crois qu'il est nécessaire, sans faire bien entendu l'anatomie du larynx, de procéder à un rapide examen du mécanisme à l'aide duquel se produit normalement la voix humaine, pour passer ensuite à celui des causes qui en entravent l'exercice.

Voici donc la marche que je vais suivre :

1° Etude succincte à la voix en elle-même, c'est-à-dire des organes essentiels à sa production, muscles, nerfs, cordes vocales,—étude de sa physiologie normale et pathologique ;

2° Définition et classification des aphonies nerveuses;

3° Maladies dans lesquelles on la rencontre; les causes, leur valeur séméiologique avec l'examen des théories tendant à les expliquer ;

4° Diagnostic et symptomatologie aidés par l'examen à l'aide du miroir laryngien ;

5° Marche, Durée, Pronostic ;

6° Traitement.

ARTICLE 1. — MÉCANISME DE LA VOIE NORMALE.

La voix humaine est essentiellement produite par le passage de la colonne d'air lancée par le poumon au travers de la glotte dont les lèvres ou cordes vocales inférieures, tendues, produisent un son.

L'expiration de l'air, la fente glottique, la tension des cordes vocales, tels sont, disent avec raison MM. Ollivier et Bergeron, auteurs de l'article Aphonie dans le dictionnaire de Jaccoud, les trois éléments essentiels à la production de la voix.

Ces cordes vocales vibrent parce qu'elles sont tendues et ne sont tendues que par l'action de certains muscles que nous devons vite faire connaître aussi bien que les nerfs qui les animent.

Muscles. — Il y a neuf muscles dits intrinsèques dans le larynx, ce sont les seuls auxquels la phonation doive être attribuée. Quatre sont pairs et un est impair, je vais les énumèrer avec leurs insertions qui sont essentielles pour comprendre leur rôle dans l'expression de la voix, me réservant de faire connaître leur action en traitant de la physiologie expérimentale qui l'a mise en lumière.

Ce sont :

Les *crico-thyroïdiens,* courts, épais, s'insérant d'une part à la face antérieure du cricoïde, et d'autre part sur le bord inférieur du cartilage thyroïde ;

Les *crico-arythénoïdiens postérieurs,* convergent de tous les points de la face postérieure du cartilage cricoïde vers la même apophyse de l'arythénoïde ;

Les *crico-arythénoïdiens latéraux,* petits, quadrilatères, vont du bord supérieur du cartilage cricoïde à l'apo-

physe postérieure et externe du cartilage arythénoïde;

Les *thyro-arythénoïdiens*, vont de l'angle rentrant
du cartilage thyroïde à l'arythénoïde, en formant quatre
faisceaux d'après Bataille : le grêle, le plan, le parabo-
loïde et l'arciforme;

Enfin le muscle *arythénoïdien* proprement dit, re-
couvre la face postérieure des cartilages arythénoïdes,
s'insère sur toute la longueur du bord externe des deux
cartilages en se divisant en trois faisceaux : deux obli-
ques et un transverse.

Cordes vocales inférieures. — Ce sont des ligaments
blanchâtres, adhérant par leur face externe aux parois
du cartilage thyroïde et sous-tendus par les muscles thyro-arythénoïdiens.

Nerfs. — Le larynx est innervé par deux nerfs mixtes,
le laryngé supérieur et le laryngé inférieur ou récurrent formé de filets sensitifs qui leur viennent de la
portion ganglionnaire du pneumogastrique et de filets
moteurs qui leur viennent du spinal. Cette connaissance
anatomique était discutée, Longet l'a démontrée vraie
dans son Traité d'anatomie et de physiologie du système
nerveux (1).

La parfaite connaissance de la distribution de ces
deux nerfs étant nécessaire pour l'intelligence de la valeur diagnostique appliquée plus tard à la pathologie
laryngienne, des expériences de Claude Bernard et de
Longet, il importe de la donner :

Le laryngé supérieur par son rameau externe donne

(1) Longet. Anat. et phys. du syst. nerveux, t. II, p. 251.

un filet au muscle crico thyroïdien, et par son rameau interne envoie des filets à toute la muqueuse à toutes les glandes du larynx, filets dont quelques-uns traversent le muscle arythénoïde, mais sans s'y arrêter, et ont été pris à tort pour les nerfs moteurs de ce muscle. L'une des divisions du rameau interne, point important, vient s'anastomoser avec le nerf laryngé inférieur.

Le nerf laryngé inférieur ou récurrent vient s'épanouir dans le larynx donnant des rameaux au muscle crico-arythénoïdien postérieur, à l'arythénoïde, au crico arythénoïdien latéral et se termine dans le thyro-arythénoïdien en donnant le filet anastomotique avec le nerf laryngé supérieur dont j'ai parlé plus haut.

Ainsi de tous les muscles intrinsèques du larynx, seul le crico-thyroïdien est animé par le laryngé supérieur; nous verrons dans le courant de cette thèse en parlant des causes d'aphonie, l'importance que M. Khrisaber attache à la connaissance de cette donnée anatomique.

ART. 2. — EXPÉRIENCES PHYSIOLOGIQUES INDIQUANT LE RÔLE DE CHAQUE NERF LARYNGÉ SUR LES MUSCLES INTRINSÈQUES DU LARYNX, LEUR INFLUENCE SUR LA VOIX ET IMPLICITEMENT DANS L'APHONIE.

MM. Claude Bernard et Longet sont les deux hommes qui, à l'aide d'expériences restées célèbres, ont mis en relief d'une manière certaine ce point délicat de la physiologie laryngienne. Le mode d'expérimentation mis en usage a été de couper sur des chiens, tantôt isolément les filets nerveux qui animent les muscles, tantôt de les galvaniser isolément encore, et voici les résultats observés :

A. Après la section des ramuscules nerveux qui vont

aux crico-thyroïdiens, il y a raucité de la voix très-pro-noncée, et si l'on regarde les cordes vocales, elles sont aperçues molles et flaccides. Elles ne sont pas tendues, ou du moins elles le sont très-mal et c'est bien là la raison de cette raucité, car comme le dit M. Longet, si avec une pince le cricoïde est mécaniquement relevé vers le cartilage thyroïde, c'est-à-dire si l'action des crico-thyroïdiens paralysés est remplacée artificielle-ment, cette raucité disparaît.

Donc : les crico-thyroïdiens sont tenseurs des cordes vocales. De plus, dans ce cas, le cartilage cricoïde, tiré par les crico-thyroïdiens remonte vers le cartilage thy-roïde contrairement à ce qu'on avait cru jusque-là, bas-cule en quelque sorte sur lui, et par ce fait, tend encore les cordes vocales.

B. Les filets du nerf laryngé inférieur se rendant au muscle arythénoïde ont été galvanisés après avoir été sectionnés, immédiatement il y a eu retrécissement de la glotte par rapprochement surtout de la glotte inter-cartilagineuse.

Donc : le muscle arythénoïdien est constricteur de la glotte.

C. Après avoir sectionné tous les filets se rendant aux muscles arythénoïdiens, crico-arythénoïdiens pos-térieurs, thyro-arythénoïdiens ; seuls, ceux allant aux crico-arythénoïdiens latéraux, ont été conservés et gal-vanisés ; immédiatement les cordes vocales inférieures ont été vivement tendues et accolées, la glotte s'est for-tement fermée parce que les extrémités antérieures des apophyses antérieures et inférieures des cartilages ary-thénoïdes se sont rapprochées en laissant leurs bases écartées, c'est-à-dire toute la glotte intercartilagineuse ouverte.

Donc : les crico-arythénoïdiens latéraux sont constricteurs de la glotte et spécialement de la glotte interligamenteuse.

D. De même pour les crico-arythénoïdiens postérieurs, les filets se rendant aux autres muscles à l'exception de ceux de ces deux là, étant coupés et galvanisés, les mêmes sommets des apophyses arythénoïdes ont été jetés en dehors, et les cordes vocales quoique tendues légèrement se sont écartées de l'axe.

Donc : les crico-arythénoïdiens postérieurs son dilatateurs de la glotte.

E. De la même façon encore, on a constaté que les thyro-arythénoïdiens rendaient rigides et vibrantes les cordes vocales.

En resumé :

Un constricteur de la glotte interarythénoïdienne, le muscle arythénoïdien ;

Deux constricteurs de la glotte interligamenteuse, les crico-arythénoïdiens latéraux ;

Deux dilatateurs des deux divisions de la glotte, les crico-arythénoïdiens postérieurs.

Il découle de ces détails anatomiques, un peu longs peut-être, mais nécessaires cependant, que chacun de ces muscles joue son rôle simultanément et pour un but différent dans la phonation qui ne se produit toutefois que par les efforts synergiques de tous. Je fais pour le moment cette remarque en passant, j'y reviendrai beaucoup plus longuement tout à l'heure.

Nous venons d'examiner séparément les actions de chaque muscle du larynx et par le fait, celles de chaque branche des nerfs laryngés, il nous faut maintenant étudier celles de ces mêmes nerfs en entier, avec les modifications causées par leur section.

Nerfs laryngés supérieurs. — J'ai dit plus haut d'une façon incidente que la section du laryngé supérieur produisait la raucité de la voix, due à la paralysie immédiate des cordes vocales, et je n'ai pas grand chose à y ajouter. Il n'est pas besoin pour obtenir ce résultat de couper le tronc même du laryngé supérieur ; des deux rameaux propres à l'un ou à l'autre, l'externe seul le produit par les filets qu'il envoie aux muscles crico-thyroïdiens. M. Longet a en effet opéré la section des ramuscules animant exclusivement ces muscles et aussitôt est survenue cette raucité singulière, qu'il faisait disparaître en galvanisant les filets coupés, ou en relevant avec une pince le cartilage cricoïde. Il n'a pas au contraire été possible de constater la moindre modification dans la voix après section isolée des rameaux laryngés internes au niveau du lieu où ils traversent la membrane fibreuse thyro-hyoïdienne pour pénétrer dans le larynx, il n'en résultait que de l'insensibilité. Ces rameaux sont en effet sensitifs purement et simplement, et leur galvanisation plusieurs fois opérée, pour aussi énergique qu'elle ait été, n'a jamais pu provoquer la moindre convulsion dans le muscle arythénoïdien ou ailleurs. La paralysie du muscle arythénoïdien n'a donc rien à voir avec une lésion du laryngé supérieur, et ce n'est pas de la paralysie de ce muscle, mais de celle du crico-thyroïdien que dépend la raucité de la voix.

Il n'en est pas de même dans la section du laryngé inférieur comme nous l'allons voir, et de bien plus grandes lésions sont alors observées.

Nerfs laryngés inférieurs. — Des désordres autrement graves suivent la section des récurrents. Il y a aphonie complète, perte absolue de la voix, le cri seul est possible car le laryngé supérieur subsistant, les cordes vocales sont encore tendues. Si l'animal ne fait pas de violents efforts pour crier, la colonne d'air en glissant sur la glotte produit un ronflement laryngien en tout semblable à celui qu'on obtient, en faisant manœuvrer un soufflet ordinaire à travers une glotte largement ouverte. Les animaux très-jeunes cependant peuvent encore faire entendre des sons aigus, mais cela est dû à une conformation particulière de la glotte sur laquelle je n'ai pas à insister. En dehors de cela, il y a des troubles respiratoires très-grands, qui sont le résultat d'une flaccidité des cordes qui viennent remplir l'espace glottique, comme des drapeaux flottants, et à ce que la paralysie des muscles entraîne encore un rapprochement ou plutôt une chute concentrique des deux cartilages arythénoïdes, qui finissent de boucher tout à fait le passage de l'air en se rapprochant l'un vers l'autre. Il n'y a plus en effet de glotte intercartilagineuse dite glotte respiratoire, qui ordinairement reste toujours ouverte et permet ainsi à la respiration de s'accomplir tant bien que mal. Ces accidents d'asphyxie sont donc variables, non-seulement avec l'animal, mais encore avec l'âge de chaque animal.

Telle est l'opinion généralement adoptée aujourd'hui, quoi qu'elle soit en quelque point différente de celles de Galien (1), Sédillot (2), Haller (3), Muller (4), que je n'examinerai pas en détail, mais aux notices desquels je renvoie; tels sont enfin les faits sur lesquels la science s'appuie pour l'avoir.

De l'ensemble de ces faits il résulte donc que :

La voix est produite *dans le larynx* ;

(1) Galien. De locis affectis, lib. i, cap. VI, p. 48, t. VIII, Edit. grær. lat. de Kinn.
(2) Sédillot. Thèse inaug., n. 274, 1829.
(3) Haller. Elementa physiologiæ, t. III, p. 409.
(Muller. Physiol. du syst. nerveux, trad. Jourdan, t. I, p. 322.

Que la glotte interligamenteuse est le siége exclusif
de la production du son ;

Que les lèvres de la glotte vibrent pendant cette production ;

Qu'un tuyau sonore et résonnant est indispensable pour
donner au son produit les qualités de la voix humaine.

Une foule de raisons, on le comprend bien, peuvent à
chaque instant venir troubler l'harmonie fonctionnelle
de cet admirable organe : nous ne nous proposons de
parler dans ce travail que de celles dépendant du système nerveux, qu'elles soient purement essentielles ou
non, que le désordre observé soit dû à une altération des
deux laryngés, ou à une cause générale mal connue,
mais que par élimination on arrive forcément à placer
sur le compte des nerfs.

ART. 3. — DÉFINITION ET CLASSIFICATION

DES APHONIES NERVEUSES.

On désigne sous le nom d'aphonie la perte plus ou
moins complète de la voix et non pas seulement sa disparition absolue, qui ne serait pas encore le *mutisme*
cependant. Il y a en effet dans ces deux phénomènes de
disparition de la voix des différences radicales. Dans
l'aphonie la voix est éteinte, mais la parole conservée ;
celle-ci sort très-mal il est vrai, mais elle sort. Elle est
comme raclée, comme éraillée, comme crépitante, mais
elle existe et on l'entend. Dans le mutisme au contraire,
il y a impossibilité totale de former des sons articulés. Je
dirai tout de suite encore qu'il faut prendre garde de ne
pas confondre l'aphonie avec ce qu'on appelle la *mus-*
sitation, dans laquelle on voit cependant les lèvres et la
langue se remuer parfaitement, sans entendre le moindre son. Cela s'observe surtout chez les personnes qui

prient, chez les bonnes femmes qui récitent ou plutôt qui marmottent leur chapelet derrière un pilier d'église. La mussitation n'est pas non plus ce qu'on appelle la voix basse ; dans la voix basse, le son est voilé, il peut toutefois être entendu à une distance rapprochée, tandis que dans la mussitation ou marmottement on n'entend pas et on ne peut entendre aucun son, car il n'y en a pas.

Cela dit, je crois nécessaire pour bien faire comprendre ce que j'entends par aphonie nerveuse de donner une idée des classifications des aphonies, et par la classification elle-même on verra de suite l'ordre de celles que je veux étudier.

Au temps d'Hippocrate, *aphonie* était un des noms de la catelepsie, paraît-il, parce que la perte de la parole en était un des symptômes.

En lisant les Coaques et les Prorrhétiques, on s'aperçoit bien vite que ces mêmes erreurs y sont partagées et même amplifiées, ce qui n'est qu'un symptôme y étant regardé comme une maladie.

Schrokfus parle de l'aphonie congénitale (il voulait sans doute dire par là le mutisme) mélancolique, apoplectique.

Sauvages distinguait neuf espèces d'aphonies : par antipathie, par ivresse ou intoxication narcotique ; par mélancolie ; par paralysie, etc.

Frank les divisait en symptomatique, primitive, traumatique, inflammatoire, catarrhale et arthritique gastrique, spasmodique, métastatique, consensuelle. Grâce aux progrès de la science, à l'esprit de méthode et de réflexion qu'ils ont amené dans toute espèce d'étude, et par-dessus tout, grâce aux expériences physiologiques que j'ai données avec quelques détails plus haut, les auteurs actuels sachant que la voix normale ne sera produite qu'autant que ;

1° L'air chassé par le poumon arrivera librement dans le larynx;

2° Que l'état du larynx sera tel que les cordes vocales inférieurs pourront se rapprocher, se tendre et vibrer ;

3° Que les parties placées au-dessus de la glotte, ventricules, cordes vocales supérieures, pharynx, etc., seront capables des vibrations nécessaires, ont admis trois grandes classes d'aphonie principales ; ce sont :

1° Aphonie produite ?par obstacle au rôle actif des puissances mécaniques de l'expiration.

2° Aphonie produite par oblitération partielle ou compression du conduit aérien, soit au-dessous soit au niveau même de la glotte.

4° Aphonie produite par altération fonctionnelle ou organique des cordes vocales inférieures.

Nous ne nous occuperons, dans cette quatrième division, que des altérations fonctionnelles produisant l'aphonie, qu'elles aient lieu par désordre du côté des laryngés ou par actions réflexe. MM. Ollivier et Bergeron appellent *caput mortuum*, le chapitre dans lequel ils en donnent quelques mots dans le dictionnaire de Jaccoud. C'est en effet un point bien obscur que celui-là, et nous donnons bien volontiers à notre travail la même dénomination.

Le laryngoscope est venu dans ces dernières années obscurcir encore cette question en l'éclairant davantage, si je puis m'exprimer ainsi, on aurait voulu en effet à l'aide de ce nouvel instrument, trouver dans le larynx refusant son concours, une lésion quelconque expliquant les causes de ce refus opiniâtre, mais dans cette circonstance, comme dans toutes celles où il s'agit de névroses ou de névralgies, le raisonnement plus encore que l'observation rend des services.

Ce n'est pas que je veuille lui faire le procès, loin de là, je n'en ai ni l'idée, ni l'autorité; tout ce que j'en pourrais dire au contraire, serait dans les cas où il ne montre rien, il est plus que jamais utile et nécessaire. Il rétrécit en effet le cadre des aphonies qu'on pouvait croire nerveuses sans examen préalable, et force l'observateur à mettre hors de ce cadre, en montrant dans l'organe de la voix, qu'on croyait indemne de toute altéraation, une désorganisation quelconque, celles qu'on regardait comme scientifique d'y laisser figurer.

Il y a ou il n'y a pas lésion, voilà le fait; y a-t-il lésion? le laryngoscope indique la nature et presque toujours la cause. N'en trouve-t-on pas ; il n'en est pas moins un puissant élément de diagnostic, car il aide à procéder par élimination et à mettre ainsi le doigt sur la vérité.

ART. 4. — TROUBLES LARYNGCS DANS L'APHONIE NERVEUSE.

Il peut sembler paradoxal de dire qu'il n'y a pas de lésion dans le larynx, quand on constate une aphonie, laquelle bien certainement est la preuve qu'il y en a. Ce n'est en effet qu'une affirmation relative, car dire qu'on ne voit rien, ne veut pas dire qu'il n'y ait rien. Combien, en effet, de nécropsies ont été faites avec les plus grands soins pour chercher des lé·sions anatomiques dans un organe soupçonné à juste titre être cause de la mort, et combien ont été absolument négatives. Sans chercher longtemps un exemple, je le trouve à souhait dans la folie, car un nombre considérable de fous morts de cette folie, ont laissé et laisseront beaucoup d'anatomistes et même de micrographes désespérés.

Du reste, on ne prétend pas qu'il n'y ait aucune espèce de lésion. Les unes existent et restent inaperçues, car, pour les voir, il faudrait, ce qui est impossible, pouvoir suivre les filets nerveux eux-mêmes, en un mot, faire des vivisections ; les autres sont constatées, et d'autres encore, grâce au laryngoscope, sont merveilleusement bien soupçonnées ; telle est, par exemple, l'*asynergie vocale*, théorie nouvelle que je vais exposer.

Asynergie vocale. — *A*. Elle consiste dans un défaut de coordination d'action de chacun des muscles du larynx, pouvant être sans doute due à une altération musculaire, mais le plus souvent à un trouble de l'innervation d'un ou de plusieurs filets du même nerf.

Il est nécessaire, en effet, comme la physiologie expérimentale exposée au commencement de ce travail l'a demontré, que chaque muscle remplisse bien le rôle qui lui est dévolu pour que la voix ait lieu. La phonation ne résulte pas de l'action de tel ou tel muscle du larynx en particulier, mais de l'action totale jointe à la prédominance d'un ou de plusieurs muscles déterminés. Tous sont appelés à jouer un rôle dans cet acte, il n'y a que les détails qui sont le secret de chacun d'eux. Une cause quelconque vient-elle empêcher l'un d'eux de fonctionner comme il le doit, un trouble aussitôt se manifeste, mais à un différent degré. Il peut ne pas y avoir aphonie complète, mais il y a une difficulté plus ou moins grande à émettre un son. On comprend combien cette atteinte portée à l'exercice normal de la voix, même insensible quelquefois et indifférent pour quelques personnes, peut être de première importance pour quelques autres.

Il peut n'y avoir qu'un trouble passager et fugitif qui n'est pas, malgré cela, sans grave désagrément, pour un chanteur, par exemple. C'est d'ailleurs souvent un symptôme d'avant-garde d'une maladie du larynx ou un premier appoint de mise en scène d'une aphonie purement nerveuse, qui ne tardera pas à arriver et surtout à durer. Cette asynergie peut se traduire, disais-je, par une aphonie complète ou par une émission d'un ou de plusieurs sons faux au milieu même d'une série d'autres fort justes et tels qu'ils étaient émis auparavant.

Les chanteurs et les artistes dramatiques, quand la lésion commence ou qu'elle n'est encore que très-légère, sont les premiers qui s'aperçoivent de l'infirmité, car souvent c'en est une, qui leur arrive. Ont-ils besoin de mettre en œuvre toutes les nuances de leur voix, ils constatent avec effroi que leur effort ne répond plus à leur pensée, que le son produit ne répond pas à l'effort.

Ce premier degré constitue une véritable maladie et doit éveiller au plus haut point autant d'attention que de sollicitude de la part du médecin, quand surtout c'est un malade de la classe de ceux dont je viens de parler plus haut, qui vient le consulter.

Le chanteur, comme l'artiste, a sa vie dans sa voix, et son larynx est pour lui un instrument dont l'accord et la précision l'occupent constamment. De quelle hauteur ne descend-il pas, en effet, quand, ordinairement applaudi et écouté, une ou deux notes venant à disparaître de sa voix, disparaissent en même temps et avec elles sa renommée aussi bien que la possibilité de la reconquérir. Pour lui, les mal rendre ou ne pas les rendre du tout c'est presque identique.

D'habitude, le mal ne fait que continuer et progresser; il peut disparaître cependant comme il est venu et sans qu'on sache trop pourquoi. Le malade est alors guéri et peut l'être définitivement, mais ce n'est pas la règle; il est dans tous les cas toujours sous le coup de l'impression qu'il lui a causée et de la crainte de son retour. D'autres fois, je puis dire sans m'exposer le moins du monde, le plus souvent, s'il n'augmente pas il reste stationnaire pendant des périodes de temps indéterminées et toujours longues, privant ainsi, complétement ou peu près, sa malheureuse victime d'émettre un ou plusieurs sons donnés. Ordinairement enfin cet accident ne se limite pas à un ou deux muscles du larynx, mais étend ses ravages sur tous ou presque tous, alors une aphonie nerveuse, bizarre comme tout ce qui est nerveux, est déclarée.

Je dois, pour être complet, terminer cette triste description en disant qu'on a vu plusieurs fois une laryngite quelconque, mais alors avec des lésions locales et visibles et ne pouvant être mise sur le compte des nerfs, se développer.

Quant aux lésions du début, il n'y en a pas; on ne peut du moins en observer aucune dans l'organe de la voix; elles ne sont pas accessibles aux moyens puissants et nouveaux d'investigation que nous possédons aujourd'hui. Peut-être pourrait-on soupçonner leur nature et les comparer, sinon comme lésion, alors comme effet appréciable, aux désordres qui se produisent dans l'ataxie locomotrice.

L'ataxique a extérieurement la même apparence que l'homme bien portant. La moindre maigreur, même dans la majorité des cas, au début surtout, n'est pas survenue dans son appareil locomoteur. Sa cuisse, sa jambe ont exactement la même forme et le même volume, et par-dessus tout, ce qu'il importe d'observer pour établir ma comparaison, la même puissance; mais c'est cette puissance qu'il ne peut gouverner. Il peut exécuter un mouvement; mais ce n'est pas le mouvement qu'il veut qu'il exécutera. Pour soulever une paille, inconsciemment il emploiera la force nécessaire pour soulever une pierre. Vous lui direz, par exemple, de vous donner le pied, puisque c'est toujours aux membres inférieurs qu'apparaissent, dans cette maladie, les premiers symptômes, ce n'est pas le pied qu'il vous donnera doucement, comme vous le demandéz, mais un coup de ce même pied. L'ordre de se remuer faiblement et lentement sera bien parti du cerveau, mais il sera passé par la moelle, et là, en quelque sorte, il se sera perdu, égaré ; arrivé au pied, nous le verrons tellement dénaturé que la jambe et le pied partiront brusquement, comme s'il s'agissait d'un obstacle. Il y a mouvement, on ne peut en douter, car, si on n'est pas prévenu, on peut l'apprendre à ses dépens; mais il n'y a plus la faculté de coordonner ce même mouvement. Telle est l'ataxie, tel est le symptôme dominant de cette épouvantable et incurable affection, si bien et si justement décrite par M. Duchenne (de Boulogne). Eh bien! de même dans mon larynx d'aphone, dans le cas d'asynergie vocale que je viens d'étudier, les muscles existent parfaitement, les cordes existent, tout existe, même encore un certain degré de voix, mais elle est profondément troublée. Certains sons sortiront d'une façon discordante, pénible à l'oreille, avec des difficultés désagréables à voir, ils pourront, mieux que cela, ne pas sortir du tout. A la place du son que le chanteur voudra produire, il produira je ne sais quoi, excepté un son juste, régulier et volontaire, ou il ne produira rien. Le muscle auquel il enverra l'ordre de se contracter, restera inerte ou se contractera trop fort; il ne le fera pas ou il le fera mal ; son voisin, influencé directement ou indirectement, remplira aussi défectueusement l'indication, commeura la même erreur; puis le troisième, et ainsi de suite; tous seront troublés. Ils se contracteront fortement et sans direction; il y aura une véritable folie dans leurs mouvements, comme il semble y en avoir dans ceux de l'ataxique quand leur fonctionnement est provoqué ; le résultat de tout cela, c'est que celui qu'on désirait et qu'on attendait sera complétement manqué ou faussé.

Il y aura donc dans le muscle la même force, la même puissance, la même force impulsive , mais il n'y aura plus la faculté de coordonner l'action de chacun. De part et d'autre, dans l'ataxie locomotrice comme dans les troubles laryngés dont nous parlons, il y a perturbation dans la synergie de l'action, aussi a-t-on appelé cet état pathologique du nom d'*asynergie vocale,* puisqu'il s'agit de la phonation.

Nous ne voulons point arguer de cette description qu'il doit y avoir la même lésion dans l'asynergie que dans l'ataxie, puisque nous n'en savons rien positivement, à Dieu ne plaise que nous soyons si affirmatifs quand nous sommes si inexpérimentés ! Il y a analogie de désordres extérieurs apparents, analogie d'effets produits, il ne serait pas irrationnel d'en conclure à une même lésion ; mais, comme une affirmation scientifique ne doit, à l'époque où nous sommes, être faite que sur une observation expérimentable aussi incontestable qu'incontestée, mais impossible à faire le plus souvent, ou toujours restée sans résultat, nous n'affirmons rien.

Notre but, en établissant cette comparaison, était de faire comprendre le genre de lésion tel que nous le comprenons, tel qu'il nous semble être, et c'est tout.

Tel est le résumé des explications nouvelles données dans le dictionnaire encyclopédique de Dechambre, par MM. Khrisaber et Peter, telle serait en un mot l'asynergie vocale.

Comme il pourrait m'être objecté que ce tableau que je viens d'esquisser, avec trop de détails peut-être, ne rentre pas dans mon sujet, puisque voulant parler de l'aphonie nerveuse, je parle de malades pouvant encore parler, et même chanter, n'étant pas par conséquent aphones, je ferai remarquer simplement que je cherche à étudier le processus nerveux de l'aphonie dans tous ses degrés, depuis le moment où les désordres commencent à apparaître, jusqu'à celui où ils ont enlevé complétement la voix à un individu. Nous avons défini d'ailleurs au début de notre travail, l'aphonie nerveuse, ou non, perte plus ou moins complète de la voix, je ne m'éloigne donc pas de mon programme en m'arrêtant à tous les symptômes du début puisqu'ils peuvent avoir une si grande importance, et alors que les malades n'auront pas perdu la voix tout entière, mais seulement certains sons de cette même voix.

B. *Trouble de la voix par paralysie.* — La paralysie d'un muscle quelconque du larynx peut entraîner avec elle un degré quelconque d'aphonie, selon l'importance du rôle qu'il a à jouer, mais la paralysie de certains peut à elle seule faire disparaître totalement la voix. Avec la connaissance exacte de l'action de chacun d'eux qui résulte de l'exposé physiologique que nous avons fait au début de ce travail, d'après les expériences de M. Longet, on pourrait, étant donnée une aphonie, soupçonner le muscle et le nerf coupables. Cette opération intellectuelle ne serait pas toutefois sans présenter de sérieuses difficultés, car si nous savons comment chaque muscle agit, nous savons aussi qu'il leur faut tous travailler à la fois pour produire la voix ; il faudrait donc avoir une oreille bien délicate, un flair médical bien consommé pour pouvoir, s'appuyant sur ces mêmes expériences et distinguant les nuances d'aphonie d'un malade, diagnostiquer du premier coup et sûrement quel est celui qui refuse son concours. Tout au plus avec le laryngoscope le pourrait-on faire, ce serait dans tous les cas la seule et unique manière d'arriver le plus près possible de la vérité. *A priori*, cependant, en le soumettant sérieusement à cet examen bien pratiqué et bien dirigé, et en interprétant le timbre des sons qu'il émet, serait-il possible de savoir si l'on doit accuser de ces désordres le nerf laryngé supérieur ou les récurrents, et voici pourquoi :

On sait, n'est-ce pas, qu'il y a trois sortes de muscles dans le larynx, les uns *dilatateurs*, les *autres constricteurs*, les autres *tenscurs*, or il est bien rare qu'on n'observe pas, même dans l'aphonie la plus essentiellement nerveuse, un trouble quelconque dans le mode de rapprochement ou de tension des deux glottes.

Nous avons suivi les cliniques de MM. Fauvel et Isambert pendant quelque temps, et aux cas qui nous étaient présentés comme entrant dans notre sujet, nous avons bien remarqué qu'il y avait tantôt paresse d'une corde, tantôt paresse de l'autre, un écartement plus ou moins grand en un point quelconque de la fente glottique.

Le plus souvent, il y avait comme une sorte de légère demi-lune au centre même de l'axe glottique formée aux dépens de l'une ou de l'autre corde, ou la difficulté de rapprochement siégeait de préférence au point d'insertion antérieure des cordes inférieures à l'extrémité des apophyses arythénoïdes, ou à l'angle rentrant du cartilage thyroïde. Pourquoi donc, puisque l'on connaît l'action spéciale de chaque groupe musculaire, ne pas interpréter le fait observé en en faisant supporter par tel ou tel groupe la responsabilité.

Il y a un constricteur de la glotte intercartilagineuse, c'est le muscle arythénoïdien. Si donc un espace est observé à la partie postérieure des cordes ce serait spécialement ce muscle qui ne fonctionnerait pas bien, et par conséquent le filet du récurrent qui l'innerve qui serait le principal auteur du délit.

Il y a deux constricteurs de la glotte interligamenteuse qui sont les crico-arythénoïdiens latéraux, voit-on le rapprochement se mal faire, ce sont eux les coupables, et par conséquent encore un filet des récurrents.

Il y a deux groupes de dilatateurs, les crico-arythénoïdiens postérieurs ; voit-on la glotte démesurément ouverte ou pouvant à peine se rouvrir après le passage de l'air, c'est que ces deux muscles remplissent mal leur fonction, encore donc faut-il songer au récurrent.

Enfin voit-on les cordes vocales parfaitement rapprochées, mais malgré cela mal tendues et comme paralysées, flottantes ; c'est sur le compte du crico-thyroïdien qu'on doit porter le blâme, car c'est lui spécialement qui est chargé de les tendre. D'ailleurs, dans ce dernier cas, comme je l'ai dit, s'il n'y a que lui d'atteint, la voix se produit, mais elle est épouvantablement rauque. Quoi qu'il en soit, ce n'est plus le récurrent cette fois qui est atteint, mais le laryngé supérieur, car il résulte de nos connaissances anatomiques précédemment exposées que ce dernier nerf innerve uniquement le crico-thyroïdien et la muqueuse laryngienne, ne faisant que traverser le muscle arythénoïdien pour se rendre à cette muqueuse. Concomitamment, dans ces cas, on observe une quasi-chute de l'épiglotte sur l'orifice du larynx. C'est même fort gênant pour examiner les cordes vocales parce que cette position empêche la lumière réflétée sur le miroir d'arriver jusque sur elle.

M. Khrisaber a relaté plusieurs exemples qui le forcent à conclure qu'on ne doit plus faire comme on le faisait à chaque instant, le procès rien qu'aux récurrents, mais bien aussi au laryngé supérieur. Pour ne pas avancer des opinions sans les appuyer par des faits, je vais en citer quelques-uns.

OBSERVATION 1.

Puisée dans la Gazette des hôpitaux, 1868.

Mademoiselle Amélie A..., âgée de 28 ans, entre au service de M. Millard, à l'hôpital Saint-Antoine, avec une aphonie complète. Elle a eu des hémoptysies violentes, il y a cinq mois, et a perdu la voix à la même époque. Elle tousse un peu mais ne crache pas. Elle a maigri pas mal ; le pouls, au moment de l'examen, est à 86. Les fonctions digestives sont assez bonnes, pas de sueurs nocturnes. Les forces ont sensiblement diminué. L'auscultation ne permet de constater aucun signe morbide. La percussion ne donne pas plus de résultats que l'examen stéthoscopique.

Dans l'hésitation d'un diagnostic définitif, M. Millard me fit l'honneur de me demander l'examen laryngoscopique de la malade.

Je constatai l'intégrité absolue des cordes vocales et de toutes les autres parties du larynx. La muqueuse était un peu décolorée. Les cordes vocales inférieures se rapprochaient presque complétement quand la malade essayait d'émettre un son, mais ce son n'était entendu qu'à l'état de souffle. La parole était complétement chuchotante.

Je conclus à la paralysie du crico-thyroïdien, c'est-à-dire du mus-

(1) Gaz. hôp., 16 oct. 1868.

cle tenseur des cordes vocales animé par la branche externe du laryngé supérieur. Je supposai le récurrent non impliqué dans cette perturbation fonctionnelle à cause du rapprochement des cordes vocales qui n'aurait pas eu lieu si les muscles animés par le laryngé inférieur avaient été paralysés. Je proposai à M. Millard l'application du courant galvanique au devant du larynx, exactement dans l'interstice membraneux crico-thyroïdien.

A la seconde application du courant faite par l'interne du service, la malade fut guérie. Elle recouvra sa voix tout d'un coup et parla distinctement. La malade, pour me servir de son expression, était étonnée de s'entendre parler. Le résultat se maintint, elle quitta l'hôpital dans d'excellentes conditions après quelques jours d'observation.

OBSERVATION II.

Mademoiselle X..., âgée de 22 ans, offrant tous les symptômes de la phthisie pulmonaire depuis vingt-huit mois, reçoit les soins de M. le Dr Martin-Damourette. La maladie affecte une marche ordinaire; les signes stéthoscopiques ne révèlent pas encore l'existence de cavernes, mais on constate des crépitations caractéristiques au sommet des deux poumons. La malade a assez bon appétit, elle n'est pas alitée; toux fréquente, expectoration peu abondante, pas d'hémoptysie, la voix est normale, le pouls varie entre 85 et 95.

C'est dans ces conditions que survient en peu de jours une aphonie complète.

M. Martin-Damourette me confia l'examen laryngoscopique de la malade.

Je constatai l'intégrité complète de toutes les parties du larynx. Comme dans l'observation que j'ai citée plus haut, les cordes vocales se rapprochaient normalement, mais le son n'eut pas lieu. Je conclus encore à la paralysie du filet moteur du laryngé supérieur. M. Martin-Damourette, après avoir constaté comme moi et avec moi l'état du larynx, a continué de diriger le traitement de sa malade, qui, après huit jours, recouvrait la voix. Elle ne la conserva pas longtemps parce que la mort l'enleva assez rapidement après cette guérison, mais elle la garda intacte jusqu'au dernier moment.

(1) Khrisaber. Gaz. hôp., 16 oct. 1868.

L'aphonie nerveuse peut, on le voit simuler la phthisie laryngée, et c'est dans ce cas que le laryngoscope, en permettant l'examen direct du larynx, rend d'immenses services. Il permet par le fait de faire immédiatement le diagnostic différentiel, de porter sans le moindre doute un pronostic qu'on aurait été un temps infini à déterminer sans lui.

Il permet encore de constater que l'aphonie nerveuse survient dans le cours de la phthisie pulmonaire. Elle peut être indépendante d'elle, comme aussi elle peut bien résulter de la cause générale de débilitation de l'organisme. Quand nous arriverons aux maladies dans lesquelles on rencontre l'aphonie, je m'étendrai davantage sur cette discussion à propos surtout de l'aphonie dans la phthisie.

Je trouve encore dans la thèse de M. Lagarde, thèse faite en 1865, sur le même sujet que moi, une autre observation venant confirmer la vérité des diagnostics portés à propos des précédentes, je vais encore la citer. C'est un exemple de raucité de la voix due à la paralysie du crico-thyroïdien :

« Une nommée Irma D..., 27 ans, se présente chez M. Trousseau, se plaignant d'un enrouement qui donnait à sa voix un timbre grossier comme si elle eût eu un larynx de bois. Son larynx fut examiné par M. Khrisaber, on n'y trouva rien absolument, sinon un défaut de tension des cordes. Cette dame était mal réglée, mais n'était pas chlorotique et n'avait en aucun temps été atteinte de syphilis, car ses dénégations énergiques furent confirmées par un examen des organes sexuels et de l'arrière-bouche des plus rigoureux.

« M. Trousseau, au moyen d'une baleine porte-éponge,

porta une solution de sulfate de cuivre vers l'orifice laryngé, et la voix revint. »

Ces exemples sont assez frappants et authentiques, la
paralysie du crico-thyroïdien est assez démontrée, je
pense, je n'y reviendrai plus.

C. *Troubles de la voix par contracture des cordes vocales*. — Tout à l'heure nous voyions comment la paralysie des cordes vocales rendait aphone et comment
cette aphonie était interprétée.

C'est maintenant un phénomène tout opposé à celui
que nous venons d'examiner qu'il faut mettre sur les
rangs. Ce n'est plus de la paralysie, c'est de la contracture, c'est une tension exagérée de ces mêmes cordes
que nous apercevions flotter.

Quel est le processus pathologique de ce nouveau
phénomène ? Il est difficile de le dire, tout ce que l'on
peut affirmer, c'est qu'il est encore dû à un désordre de
circulation du principe nerveux comme dans le cas pré-
cédent, avec cette différence qu'il produit un fonctionnement des cordes tout opposé pour obtenir cependant
un même résultat qui est dans la paralysie comme dans
la contracture, l'*aphonie*.

Nous avons examiné et vu examiner au laryngoscope
un assez bon nombre de larynx d'aphonies nerveux,
et cette lésion fonctionnelle a été parfaitement recon-
nue. Une corde était plus tendue que l'autre pendant
qu'on faisait émettre un son au malade, généralement
c'était surtout la gauche qui nous paraissait être le plus
souvent rétive.

Cette rigidité persistait même après l'émission du
son, pendant que le malade respirait simplement et que
nous lui ordonnions de laisser son larynx en repos. La

fente glottique n'était plus effacée comme elle aurait dû l'être puisque l'organe ne travaillait pas. D'un côté ou de l'autre on voyait un bourrelet très-blanc d'ailleurs qui indiquait parfaitement qu'il ne devait pas être attribué à un processus inflammatoire, persister avant ou après le cri produit, n'atteignant sa plus haute période d'augmentation que pendant le cri.

Il n'est encore pas impossible de déterminer à quel groupe musculaire appartient spécialement la responsabilité de cette contracture. On peut soutenir qu'ils y travaillent tous un peu, mais chacun ayant son action spéciale, on peut sans théoriser en aucune façon, accuser rationnellement tel ou tel groupe, selon que la contracture sera de telle ou telle nature et plus ou moins violente.

Je ne reviendrai pas à les passer tous en revue, je n'en ai nul besoin, venant de le faire il n'y a qu'un instant pour la paralysie; du reste le raisonnement est le même, en suivant la même marche on arrivera de la même façon à la découverte de la vérité.

Il est évident, je le crois du moins, que la cause qui produit la paralysie occasionnant le défaut d'action du muscle paralysé, force nécessairement son antagoniste à tirer plus fort, le fait ainsi paraître contracturé, sans que lui ni son filet nerveux soient le moins du monde atteints. Comme aussi, je me hâte de le dire, il n'est pas nécessaire qu'il y ait l'ombre de paralysie d'un côté ou de l'autre pour observer la contraction, elle peut être parfaitement essentielle et primitive et agir indépendamment sur tel ou tel groupe.

Quant à ses causes, ce n'est pas ici le lieu de les discuter; je le ferai bientôt au chapitre des maladies où se rencontre l'aphonie.

ART. 5. — CAUSES DE L'APHONIE NERVEUSE ET MALADIES
DANS LESQUELLES ON LA RENCONTRE.

§ 1. *Causes*. — Je confonds dans un même chapitre les causes de l'aphonie nerveuse avec les maladies dans lesquelles on les rencontre, car il est difficile dans bien des cas de bien établir ce qui est cause, ce qui est effet, ce qui est primitif et ce qui est secondaire. Si j'observe de l'aphonie chez une personne franchement hystérique et en dehors de ses accès, qu'elle m'affirme par exemple avoir eu cette aphonie bien avant les accès d'hystérie dont elle se plaint, bien avant l'apparence des moindres désordres nerveux dont l'invasion de cette maladie est accompagnée, et qu'enfin je ne voie aucune cause saisissable de cette aphonie, que dois-je penser? Puis-je regarder cette aphonie comme effet de son hystérie? Je le puis parfaitement comme aussi je puis aussi bien croire que cette aphonie est indépendante quoique simultanée à présent, ou simplement coïncidante.

A vrai dire on ne connaît bien qu'un ordre de causes franchement déterminées auxquelles on peut attribuer l'aphonie nerveuse *purement essentielle*, ce sont *les émotions morales*.

La colère, la frayeur, la joie.

Pourquoi et comment l'aphonie se produit-elle dans ces circonstances-là? C'est ce que nous ne nous permettrons pas d'expliquer, car personne jusqu'ici n'a pu le faire, mais ce qui est acquis sans le moindre conteste à la science, c'est qu'on ne peut récuser ces trois causes. Les exemples d'ailleurs existent en nombre suffisant et sont tellement péremptoires qu'il n'y a qu'à les citer sans autre commentaire pour qu'on n'en puisse douter.

Nous allons consacrer quelques pages à donner quelques observations qui prouvent nos allégations, puis l'examen des maladies locales ou générales où se rencontre l'aphonie nerveuse fera l'objet d'un alinéa spécial.

A. *Observation d'aphonie nerveuse par suite de frayeur, colère, joie.*

Celle qui va suivre est toute récente et prise par nous à l'hôpital de la Charité dans le service de M. le D Bourdon, qui a bien voulu nous permettre de la recueillir.

OBSERVATION III.

Pauline Feusse, âgée de 52 ans, est entrée à l'hôpital de la Charité, le 13 juin 1872, salle Saint-Bazile ; elle est complétement aphone, le moindre son articulé ne peut s'échapper de son larynx dont elle a cependant l'air de mettre toutes les forces en activité en voulant se faire entendre. Sa constitution est chétive, elle est maigre et pâle.

Elle nous raconte qu'à l'âge de 21 ans, comme elle donnait à boire à sa mère gravement malade, celle-ci mourut dans ses bras. L'émotion qu'elle en ressentit fut si violente, qu'immédiatement elle tomba à la renverse en proie à des convulsions nerveuses. Elle ne se rappelle pas combien de temps dura cet état, étant seule avec sa mère qui venait de lui échapper, mais ce qu'elle affirme, c'est qu'au moment où elle se releva, elle ne pouvait plus dire un seul mot, et ses règles, qui étaient en plein cours, cessèrent immédiatement de couler.

Elle ne les avait vues pour la première fois qu'à l'âge de 19 ans, mais, quoique tardives, elles s'étaient montrées toujours régulières en quantité et en qualité jusqu'à l'âge de 21 ans. Elle resta ainsi sans règles et sans voix pendant quatre mois. Alors elle consulta un médecin qui lui pratiqua une petite saignée ; sa voix, comme par un effet magique dont elle ne pouvait revenir, reparut aussitôt à peu près comme elle était auparavant, et elle put la garder ainsi pendant dix-huit mois. Quant aux règles, elle ne les revoyait plus; seulement aux époques où elle devait les avoir, un petit écoulement blanc, quelquefois rosé, et très-faible d'ailleurs, se montrait.

Son tempérament devenait alors véritablement hystérique et son caractère très-irritable. La moindre contrariété lui donnait des spasmes nerveux, les variations atmosphériques suffisaient même, car elle avoue qu'avec les temps orageux et sans cause occasionnelle, elle avait de fortes attaques. Sa voix se troubla de nouveau ; elle ne pouvait parler qu'avec peine et sentait, comme elle le dit, toujours sa gorge embarrassée jusqu'à l'âge de 48 ans, qui fut pour elle celui de la ménopause. Alors se suspendit définitivement cet écoulement blanc rosé dont j'ai parlé, et avec lui se suspendit sa voix qui disparut complétement. Depuis ce temps, en effet, elle a une aphonie des plus absolues ; quand elle veut parler, c'est plutôt aux mouvements silencieux de ses lèvres qu'au faible murmure qui s'échappe de son larynx qu'on devine qu'elle veut parler et ce qu'elle veut dire.

Depuis un an ou deux, elle vient de temps en temps à l'hôpital de la Charité consulter M. Bourdon, qui lui fait pratiquer séance tenante par ses externes, de petites saignées très-légères, et aussitôt sa parole revient pour ne céder la place à l'aphonie qu'au bout de deux ou trois semaines. Elle revient alors à ses loisirs revoir M. Bourdon qui emploie toujours à son égard le même traitement ; mais, chose curieuse, pour qu'il soit suivi des mêmes résultats heureux et surprenants que je viens de citer, il faut que cette femme voie son sang couler. Cela est indispensable; sans cette condition l'aphonie persiste. Pour s'en assurer, M. Bourdon cherchait à la surprendre en la saignant sans qu'elle pût voir son sang qu'on lui cachait avec un linge pendant qu'il s'échappait, ou bien encore en la piquant simplement avec une épingle en lui faisant croire qu'on la saignait, mais jamais la voix, dans ces sortes d'expériences, ne reparaissait. Si, au contraire, elle voyait le jet s'élancer de son bras, sa voix repartait comme de plus belle.

C'était donc la vue du sang qui agissait dans ce cas et non la saignée elle-même; pourquoi? C'est ce qu'il serait bien intéressant d'expliquer.

En dehors de ces accidents, cette femme présente une vertèbre dorsale qu'on ne peut lui toucher sans qu'elle accuse une vive douleur et qu'elle exécute un ou plusieurs mouvements désordonnés. Elle a encore de la névralgie intercostale et à chaque instant des embarras gastriques, elle en a même un en ce moment,

Au deuxième temps et à la base, le cœur présente un bruit de souffle très-considérable, mais il n'est suivi d'aucun des symptômes qui accompagnent les affections cardiaques; du reste, comme il s'étend aussi dans les carotides et qne cette femme est très-anémique, on peut très-bien l'attribuer à l'anémie.

OBSERVATION IV.

Voici une autre observation que je puise dans les *Archives de Médecine* de 1832, qui corrobore la mienne et nous montre encore combien les émotions morales peuvent exercer une influence bizarre et terrible.

Une femme, âgée de 39 ans, fort bien portante, fut horriblement maltraitée; il lui survint une aphonie qui durait tout le jour, la voix reparaissait seulement le soir vers les sept heures. Durant la nuit, cette femme parlait parfaitement, mais dès que le jour apparaissait, la voix s'éteignait tout à fait.

Les règles étaient peu abondantes. Cette femme devint enceinte. accoucha, nourrit son enfant, et pendant ce temps-là conserva la parole. Dès que le sevrage eut arrêté cette hypersécrétion du lait, l'aphonie reparut avec les mêmes intermittences qu'avant la grossesse,

L'examen laryngoscopique n'a pas été fait, à cette époque il ne se faisait guère, mais il est probable qu'il n'aurait rien révélé.

Il y en a bien d'autres dont je ne puis qu'indiquer la source sans les copier en détail. M. Blache, dans le *Dict. en 30 vol.*, *2ᵉ édition*, en cite plusieurs attribuées soit à la joie, soit à la colère, soit à la frayeur.

Blache et Chomel dans le Dictionnaire de médecine et de chirurgie pratiques, t. III, p. 432, 433, 434.

Smith, Aphonie survenue après une vive discussion; William, Block, dans *Dublin med. Press.*, relaté dans la *Gazette médicale* de 1839. Je ne puis résister au désir de citer cette dernière, très-intéressante par elle-même comme nous l'allons voir, et très-curieuse encore, parce qu'outre l'aphonie, il y avait une disphagie très-douloureuse,

OBSERVATION V.

Dans les derniers jours de mars 1829, C. Cavanagh, âgée de 29 ans, d'une bonne constitution, vient me consulter. Elle éprouvait depuis six jours une grande difficulté à avaler et à parler qui avait été continuellement en augmentant et alors presque complète. Depuis trois jours elle ne pouvait plus avaler aucun aliment ni solide ni liquide, et depuis ce temps elle souffrait horriblement de la faim et de la soif, n'allant pas non plus à la selle et ne pouvant uriner. Elle fait remonter la cause de ces accidents à la douleur qu'elle a ressentie il y a trois ans en apprenant que son mari venait d'être condamné pour vol. Le bruit qui sortait de son larynx lorsqu'elle essayait de parler ne ressemblait nullement à la voix d'une personne affectée de laryngite. Je lui fis boire une gorgée de vin de Porto devant moi, il reste dans son pharynx. Je conseille de lui faire administrer toutes les deux heures des lavements de bouillon de bœuf aussi forts qu'elle pourra les recevoir, de pratiquer sur l'épine des frictions avec l'essence de térébenthine chaude, de raser l'occiput et de le couvrir d'un vésicatoire.

Le lendemain, elle vint elle-même m'apprendre de sa propre voix, très-bien articulée et très-intelligible, la manière magique dont les moyens avaient agi.

L'aphonie aussi bien que la dysphagie n'étaient évidemment pas dues à une affection inflammatoire, car d'ailleurs il n'y avait aucune réaction fébrile. L'examen laryngé s'il avait pu être fait, aurait certainement montré le larynx intact comme il le montre toujours. De ce qu'il n'a pu être examiné, je ne suppose pas que le doute puisse être mis en avant, car les expériences quotidiennes que l'on fait aujourd'hui dans des conditions analogues le prouvent surabondamment.

Les aphonies dont je viens de parler ont été longues, singulières, guéries cependant, mais elles ne donnent pas une idée aussi nette que celles qui vont suivre, de ce que l'on appelle le *type intermittent*. L'un des exemples les plus remarquables que l'on en cite est celui qui a été rapporté par le docteur Rennes, de Strasbourg, dans les *Archives générales de médecine* 1829, t. XX, p. 231. Son intérêt est tel qu'elle est vraiment digne d'être comme les précédentes soumise à l'appréciation de mes juges.

OBSERVATION VI.

Il y a dix-sept ans, c'est-à-dire en 1812 (car Rennes publie cette observation en 1829), madame M... éprouva, sans cause connue, une extinction de voix subite à midi précis, sans fièvre, sans douleur locale. Elle cessa dans la nuit pour se reproduire le jour suivant à la même heure. Après trois semaines, l'extinction de voix disparut brusquement la nuit, comme elle avait commencé. Elle se montra à deux ou trois reprises dans le cours de la même année et dura de quinze à vingt jours. De même dans les deux ou trois années qui suivirent; l'extinction de voix reparaissait tous les trois ou quatre mois, durait chaque fois un peu plus de temps et se terminait toujours de la même manière. Ce n'est qu'en 1819 que l'aphonie intermittente se régularisa, ainsi que je vais l'indiquer.

Tous les ans, dans le mois de février, tantôt au commencement, tantôt à la fin, le retour de la maladie est annoncé par des frissons vagues, des bâillements, des pandiculations. A midi très-précis, sans que madame M... ressente aucune douleur à la gorge, sans que le pouls éprouve aucune altération, le timbre de la voix change brusquement, la phrase commencée ne peut être achevée que très-bas, et si la malade veut continuer la conversation, elle ne réussit à se faire entendre qu'autant qu'elle s'efforce de grossir sa voix. Pour peu qu'elle prolonge ses efforts, elle se fatigue, elle souffle, et l'aphonie devient presque incomplète. Elle ne sent aucune gêne au larynx, l'obstacle semble venir de la région épigastrique, vers laquelle la malade éprouve pendant l'accès un sentiment de constriction ou de malaise plus ou moins prononcé. Ce n'est que plus tard, et par la prolongation du mal, que l'état de madame M... devient pénible. Dans les circonstances ordinaires, ni la chaleur, ni l'accélération du pouls, ni la céphalalgie, ni la soif, ni l'anorexie ne semblent indiquer un état fébrile, et souvent, si midi sonne pendant le repas, madame M... n'est avertie du changement qui vient de s'opérer en elle que lorsqu'elle commence à parler. L'extinction de voix se continue au même degré pendant toute la soirée, la malade se sent plus faible, l'anxiété épigastrique se prolonge, augmente quelquefois, mais ne s'élève que rarement jusqu'à la douleur. La nuit vient, madame M... se couche, et quand le lendemain elle se réveille, quand ce serait même sitôt après minuit, l'aphonie à disparu, mais sitôt que midi sonne elle reparaîtrait.

D'après ce que dit Rennes, tous les traitements ont été essayés, plusieurs médecins sur sa propre demande ont été appelés, chacun n'a émis une idée différente, mais aucun n'a ramené à madame M.... ce qu'elle demandait. M. Rennes a employé le camphre, l'opium, le sulfate de quinine, les frictions narcotiques, tout a été inutile. Comment s'est terminée cette incroyable affection, je n'en sais rien, car Rennes n'a pas eu occasion de suivre plus longtemps la malade, et tout ce qu'il en dit encore n'apprend pas de nouveaux détails, aussi ai-je écourté l'observation. En la terminant il émet seulement l'idée que la ménopause qui n'était pas éloignée amènera certainement une modification quelconque, soit en bien, soit en mal, chez madame M.....

Avant cette observation on en connaissait d'aussi extraordinaires, notamment celle rapportée au t. VII des *Mélanges des curieux de la nature*, où il est dit qu'un jeune Wurtembergeois ne parlait chaque jour que depuis midi jusqu'à 2 ou 3 heures de la journée.

M. Ollivier (d'Angers) a également donné dans les *Arch. gén. de Med.*, t. XX, l'histoire d'une aphonie intermittente, existant depuis 30 ans. Elle est presque identique à celle que j'ai rapportée plus haut et qui m'est personnelle ; la voici :

OBSERVATION VII.

Marie-Louise Girau, maîtresse sage-femme à l'Hôtel-Dieu d'Angers, âgée de 44 ans, en 1818, avait été réglée à 15 ans et demi. Jusqu'à 18 ans, l'écoulement avait été régulier, lorsqu'elle éprouva une forte perte qu'elle attribue à des chagrins violents qu'elle eut alors. A ce moment se déclara une aphonie complète qui dura plusieurs jours, s'arrêta, reparut tantôt plusieurs fois par mois, tantôt à un mois, deux mois, cinq mois de distance, sans la moindre régularité, on le voit. La durée de cette aphonie variait comme les retours de son apparition et se prolongeait chaque fois cinq ou six jours. Il n'y avait pas de troubles généraux précurseurs de l'aphonie, elle s'annonçait seulement par une irritation légère de la gorge qui augmentait graduellement d'intensité jusqu'à ce que l'extinction de voix commençât. Elle diminuait alors et disparaissait quand l'aphonie était complète. Marie Girau était réglée contrairement à Pauline Feusse que j'ai observée à la Charité, ses règles étaient abondantes, mais leur cessation définitive, arrivée avec l'âge voulu, n'apporta pas, comme dans la mienne, de notables changements.

Dès les premiers temps, on chercha à combattre cet accident par les antispasmodiques sous toutes les formes, les révulsifs, les purgatifs, tout fut employé sans succès; l'aphonie persistait au même degré et se dissipait d'elle-même au bout d'un temps plus ou moins long. Enfin, on eut recours à la saignée, et chaque saignée produisait, comme chez Pauline Feusse, observée par nous, le même effet exactement; toutefois ce n'était pas la vue du sang qui était efficace, mais la saignée elle-même. Chaque fois qu'il s'était écoulé une demi-once de sang, la voix commençait à reparaître, et peu après la suspension de l'écoulement du sang, l'aphonie n'existait plus. Ce succès inattendu fit employer chaque fois le même moyen, et constamment on obtint le même résultat. Comme dans mon cas il est indifférent pour pratiquer la saignée que l'extinction de la voix dure depuis quelques jours ou qu'elle vienne de se manifester, l'action de ce moyen est constamment la même.

Avant de clore la liste des observations tendant à démontrer que les émotions morales produisent l'aphonie, je dois aussi déclarer que ces mêmes émotions ont produit un résultat tout opposé dans quelques cas. On a vu plusieurs fois des malades ne pouvant pas parler depuis un temps plus ou moins long recouvrer tout à la fois la parole à la suite d'une nouvelle frayeur ou d'un nouvel accès de colère ou de joie. Pour ma part j'ai connu une vieille femme qui était aphone depuis longtemps, je ne pourrais dire pour quelle cause, car il y a longtemps de cela et je n'aurais pu ni su d'ailleurs l'examiner ; mais tout ce que je sais, c'est qu'un beau jour, pendant qu'elle gardait ses moutons, la foudre tombant sur un chêne, près d'elle, elle fut suffoquée, comme elle disait, par une forte odeur de soufre, renversée, puis quand elle revint à elle quelques instants après, elle parlait très-distinctement.

Ces exemples suffisent, je crois, pour démontrer ce que nous désirions, nous n'insisterons pas davantage.

B. _Causes d'aphonie nerveuse d'origine réflexe._

Dans ce cadre vont rentrer toutes les aphonies occasionnées par une perturbation produite dans l'innervation générale par une affection locale déterminée et bien connue, ou l'accomplissement d'une fonction physiologique. On leur a donné le nom de réflexes, car la cause qui les produit est loin, très-loin quelquefois du larynx ; il n'y a aucun rapport, matériellement parlant, entre la cause et l'effet, aucun processus inflammatoire se propageant de proche en proche, ou agissant par influence de voisinage ne peut être invoqué, il faut forcément faire intervenir le système nerveux et lui attribuer les désordres observés.

Nous allons dans cet autre ordre de cause trouver des

cas très-curieux et très-intéressants comme les précédents, mais aussi inexplicables qu'eux.

Influence des organes génitaux. — Je vais parler tout d'abord de l'influence véritablement étonnante que l'appareil génital exerce dans l'état pathologique comme dans l'état physiologique sur les degrés différents de force et de faiblesse de la voix. Il y a là une relation mystérieuse que l'observation constate, mais que l'anatomie pas plus que la physiologie n'expliquent. Combien n'a-t-on pas vu de femmes qui, à l'époque de leur grossesse, devenaient subitement aphones, et recouvraient l'usage de la parole sitôt après avoir été débarrassées du produit de la conception ? Blache en cite de nombreux exemples, soit observés par lui, soit d'après Franck et Sauvages dans le *Dict. de méd. et de chirur. prat.*, t. III. Ils appelaient cause *asthénique* la cause qui produisait cette inexplicable altération fonctionnelle du larynx. On a cherché de nos jours à expliquer ce phéromène par la pression que subissaient certains filets nerveux venant du pneumogastrique et s'anastomosant avec ceux du plexus bombaire ; je ne fais que reproduire cette opinion sans m'en établir le défenseur ou le propagateur, car je ne puis ni ne veux rien inventer.

Il est certain que la grossesse n'exerce pas seulement sur la voix sa morbide influence, car à cette période de leur vie, tout le monde le sait, les femmes enceintes éprouvent des désordres un peu partout. Leur humeur devient souvent aussi bizarre et de nature aussi insondable que le phénomène de la conception lui-même, auquel elles doivent ces désagréables changements. Si les troubles digestifs peuvent s'expliquer par le développement du ventre et la pression inaccoutumée que l'utérus exerce sur l'intestin, le refoulement de l'estomac qu'il occasionne, la bizarrerie du caractère et ce qu'on appelle les envies des femmes grosses, échappent parfaitement à la physiologie la plus expérimentale et même la plus théorique.

L'écoulement trop abondant ou même normal des règles est encore une cause d'aphonie en dehors de tous les autres phénomènes mystérieux que chacun de nous peut constater et souvent même supporter à tout instant, des filles les plus affectueuses et les mieux élevées.

Les quelques observations que j'ai citées peuvent parfaitement servir à corroborer l'opinion que j'émets actuellement, bien que, lorsque je les ai citées, ce ne soit pas dans ce but. M. le Dr Thibert a communiqué à M. Blache l'histoire d'une femme jeune, qui était prise d'aphonie complète quelques jours avant l'apparition des règles, et voyait sa voix revenir trois ou quatre jours après l'écoulement du sang menstruel (*Dict. de méd.*, en 25 vol. t. III, p. 436). M. Thibert a encore observé un cas semblable ou à peu près, avec cette différence que l'aphonie était incomplète.

Voilà donc des faits incontestables bien qu'inexpliqués ; sans savoir toutefois pourquoi les choses se passent ainsi, on peut cependant ne pas le trouver si étonnant, car en somme le larynx et les organes génitaux, je ne dirai pas se développent, mais se modifient ensemble. A l'époque de la puberté, la voix mue parce que le larynx augmente de volume, et que la glotte intercartilagineuse surtout était jusque-là très-petite et qu'elle s'agrandit. Au même moment des changements d'un ordre différent, mais dépendant de la même cause, se passent du côté des organes génitaux. Pourquoi donc les maladies de l'un ou de l'autre, ou plutôt de l'un surtout n'influeraient-elles pas sur l'autre? Qui ne sait que les excès de coït ou de masturbation dénaturent désagréablement le timbre de la voix? Ceux qui ne font pas de l'exercice de celle-ci leur profession ne s'en aperçoivent pas aussi vite que certains autres, mais combien d'artistes dramatiques ou de chanteurs ne savent pas aussi bien que nous ce que nous avançons?

Tanchou(1) a vu une aphonie se produire dans le cours d'un écoulement blennorrhagique et disparaître avec lui.

M. Piorry assure avoir vu une aphonie céder à l'application d'un pessaire. D'autres processus parfaitement inconnus ont occasionné l'aphonie. M. Jolly (*Nouv. bibl. médicale*) cite une aphonie qui avait succédé à un hoquet des plus violents, accompagnée d'un céphalalgie circonscrite à la partie postérieure de la tête, et que l'on pouvait présumer provenir d'une affection quelconque du cerveau ou des nerfs pneumo gastriques.

L'immersion du corps dans l'eau froide brusquement a donné lieu à de l'aphonie. On a vu, chose étrange, des personnes perdre tout à coup l'exercice de la voix après l'usage de boissons émollientes, telles que des décoctions d'orge et de gruau qui sont cependant habituellement données pour calmer des irritations engendrant ou pouvant engendrer l'aphonie, après des ingestions de certains aliments tels que la laitue, le concombre, le melon.

Certaines substances toxiques, données cependant à doses non toxiques, peuvent produire l'aphonie réflexe. Sauvage raconte qu'on a vu de son temps, dans les en-

(1) Influence des organes génito-urinaires sur la voix.

virons de Montpellier, des fripons qui faisaient boire du vin dans lequel ils avaient fait infuser des semences de pomme épineuse (datura stramonium). Les individus qui en avaient pris ne pouvaient, durant deux jours, rien répondre aux questions qu'on leur adressait, lors même qu'ils le voulaient et quoiqu'ils fussent éveillés. C'était un moyen comme un autre d'éviter les dangereux interrogatoires de leurs juges et d'échapper, dans une certaine mesure, quand leur stratagème demeurait inconnu, à la sévérité de la justice.

L'aphonie a été aussi souvent liée à la présence des vers intestinaux ascarides ou lombricoïdes, et aussi à d'autres états morbides du tube digestif. Bennati admettait même un rapport étroit entre les fonctions digestives et le caractère de la voix, entre l'atonie de l'estomac et l'aphonie.

L'aphonie peut être un des symptômes des fièvres pernicieuses ou épidémiques. Hippocrate lui-même l'avait observé. Il regardait ce symptôme comme un des plus fâcheux augures et le livre des coaques des épidémies, contient plusieurs faits qui confirment pleinement sous ce rapport la justesse de son pronostic.

Il indiquait comme mortelle la perte de la parole dans la fièvre avec convulsion, et, comme il disait, *avec délire sourd,* ou bien avec délire et assoupissement, ainsi que celle qui survient par excès de douleur.

Il nous dit par exemple que la femme Philinus de Thase, affaiblie par la fièvre, le délire et les convulsions qu'elle eut à plusieurs reprises, perdit la parole le dix-septième jour de sa maladie et mourut le vingtième;

Que Philinus atteint de fièvre avec redoublement les jours pairs, délire, urine variable, respiration entrecoupée, etc., devint aphone au commencement du sixième jour, et mourut le même jour à minuit ;

Que Sélinus avait une fièvre ataxique avec éruption miliaire, qu'il perdit la parole le septième jour et succomba le onzième, etc...

Je n'en finirais pas si je voulais citer tous les exemples d'Hippocrate ; on pourrait d'ailleurs me dire qu'ils ne sont pas très bien choisis. Il est en effet possible de m'objecter qu'il s'agit dans tous les cas précédents de maladies graves amenant la mort par épuisement général, et que l'aphonie intercurrente n'était qu'un épiphénomène sans importance. Elle était due simplement à ce que les malades épuisés et prostrés n'ayant plus la force de contracter leur diaphragme suffisamment, l'air emprisonné dans leurs poumons chassé avec trop de mollesse glissait trop faiblement sur la fente glottique, et ne pouvant ainsi faire vibrer les cordes vocales parfaitement saines d'ailleurs ne produisait aucun son. C'est parfaitement vrai, et je m'incline devant cette objection, je ne veux pas non plus la combattre, mais simplement montrer par des exemples authentiques que l'empoisonnement causé par l'élément morbide introduit dans l'économie et provoquant l'accès pernicieux, peut au début comme à la fin, avant même que l'épuisement soit arrivé, rendre aphone sa victime. Je dois aussi faire connaître la possibilité d'une extinction de voix après la suppression d'une affection cutanée quelconque, surtout les dartres. Il y a, je le sais, une relation souvent malheureuse entre les maladies des muqueuses et celles de la peau ; au moment où l'une disparaît l'autre apparaît comme si elles cherchaient à se rencontrer sans pouvoir y arriver. Mais dans les cas dont je parle, l'influence se fait sentir sur le système nerveux, car beaucoup de larynx aphones, après pareilles suppressions, examinés au laryngoscope ne présentaient absolument aucune lésion. Certaines personnes sujettes à des hémorrhagies, devenues presque physiologiques et périodiques, les hémorrhagies nasales par exemple chez les jeunes filles dont elles remplacent les règles, ou même chez certains jeunes gens, sont remplacées quelquefois par l'extinction de la voix lorsqu'elles viennent à disparaître.

Il existe une affection spéciale, qui n'est décrite nulle part et qui produit aussi l'aphonie, je veux parler de ces douleurs singulières qu'on éprouve parfois dans l'hypochondre gauche au niveau de la rate, sans qu'on puisse en savoir la provenance; douleurs atroces, déchirantes, qui ne durent heureusement que quelques secondes, mais pendant lesquelles il est impossible de marcher, de remuer, de parler, même de se pencher ou de respirer. Le moindre son ne peut s'échapper de la gorge, si ce n'est au moment où l'on est saisi par la douleur, qui arrache brusquement comme par surprise un cri, mais retient aussitôt l'haleine en suspens, jusqu'à ce qu'elle soit passée. Il semble qu'on ait peur de crier ou de se plaindre pendant le peu de temps que dure sa présence.

Je n'ai vu le fait consigné dans aucun livre, cependant il est très-commun, je l'ai vu même parmi mes camarades se produire souvent. et chez moi, il arrive à chaque instant. Un éclat de rire le provoque souvent, un saut quelque léger qu'il soit comme du haut d'une chaise ou d'un tabouret, une course très-peu longue mais rapide, un rien enfin. Ce que je signale surtout, c'est la douleur survenant sans qu'on puisse s'expliquer pourquoi, sans qu'aucune des causes citées plus haut puisse être invoquée.

Puis-je encore mettre au nombre des aphonies réflexes celles qui sont liées à une altération du centre nerveux? Je parlerai alors des cas dont parle M. Woillez (Traité de diagnostic, p. 80), où il s'agissait d'un ramollissement aigu du cervelet. M. Webster a relaté cinq cas d'aphonie (*Gaz. méd.*, Paris 1832) accompagnée de symptômes de congestion encéphalique, tels qu'assoupissement, tintements d'oreilles, dilatation pupillaire, surdité, etc.

On en cite un dans le *Compendium*, sur la foi de Rochoux, mais il y avait hémorrhagie cérébrale, aussi ne sais-je trop si il rentre bien dans mon sujet.

Smith raconte dans la *Gazette médicale de Strasbourg*, qu'un jeune homme fit une chute sur la poitrine, et qu'immédiatement il devint aphone, fut pris de hoquet, de convulsions et d'un point douloureux au rachis.

§ 2. *Maladies dans lesquelles on rencontre l'aphonie.*

Le nombre des maladies dans lesquelles on rencontre l'aphonie nerveuse est extrêmement considérable; je ne parlerai pas, bien entendu, de celles où elle est le résultat d'une plaie, d'une tumeur, d'un anévrysme comprimant soit un récurrent, soit la trachée. Il importe, je crois, avant tout, de traiter des maladies générales, où on ne voit pas au juste pourquoi il y a une relation entre la maladie et l'aphonie observées, où l'on est cependant sûr que l'une est la conséquence de l'autre, sans qu'on sache cependant la raison de cette étrange et désagréable domination.

En premier lieu se trouvent les névroses, les névroses

locales et les névroses générales. Parmi les névroses
locales on doit naturellement citer celles du larynx, sur
lesquelles je m'étendrai ; viennent alors ces grandes et
obscures affections qu'on trouve à chaque pas dans le
courant de sa carrière et sur lesquelles la science inutile-
ment se brise, je veux parler de l'hystérie, de la catalepsie, de l'épilepsie et de l'éclampsie.

Après elles, vient un cortége imposant d'autres maladies, dans lesquelles l'aphonie est parfaitement nerveuse bien qu'on ait voulu l'attribuer à des lésions observées plus tard : ce sont la phthisie, la syphilis. Le
seul fait pourtant de voir survenir l'aphonie avec un larynx indemne de toute altération, malgré les soupçons
et même les constatations d'une autre maladie siégeant
en un point quelconque du corps, ou constitutionnelle-
ment, aurait cependant bien dû faire ouvrir les yeux et
imposer silence à cette obstination.

Nous signalerons encore les affections épidémiques
ou infectieuses, comme le choléra, le typhus, les empoisonnements.

A. *De l'aphonie dans les névroses du larynx.* — Les
névroses du larynx sont en général chroniques, j'entends par là qu'elles sont de très-longue durée, la cause
qui les produit étant mal connue, et l'effet rebelle à presque tout traitement.

Elles sont attribuées, et il ne peut guère en être autrement, à des troubles fonctionnels des nerfs laryngés,
troubles portant soit sur la sensibilité, soit sur la motilité des muscles du larynx.

Tantôt elles sont de nature hyperesthésique, tantôt de
nature anesthésique, mais le résultat est invariable, et
nous le connaissons, c'est l'aphonie à différents degrés,

depuis la perte d'un ou de deux sons, jusqu'à l'extinction complète de la voix. M. Mandl donne dans la *Gazette des hôpitaux* du 10 janvier 1861, des détails circonstanciés sur ces névroses du larynx.

Dans tous les cas cités, pas la moindre altération n'est constatée au laryngoscope, surtout pas de trace d'inflammation ; cependant les malades sont vivement préoccupés de l'état de leur larynx, ils y ressentent réellement des chatouillements continuels des plus désagréables, font toujours entendre cette exclamation : *hum* comme s'ils avaient un obstacle gênant à repousser. On a beau s'évertuer à chercher seulement la plus faible mucosité, la plus faible granulation glandulaire ou hypertrophique, de tout cela on ne voit pas l'ombre. Nous croyons cependant que ce sont des mucosités détachées, qui causent ces mouvements d'expulsion dont nous venons de parler. La sécrétion des glandules mucipares est normale, mais leurs produits en glissant des bords latéraux de l'épiglotte sur les replis arythéno-épiglottiques, comme ils le doivent faire pour lubréfier la muqueuse, suffisent, tellement cette muqueuse est sensible, pour provoquer des chatouillements irritants traduits par ces petits sons disgracieux que poussent les malades pour s'en débarrasser. La moindre fumée de tabac ou autre leur cause des picotements insupportables qui ne sont pas imaginaires, car le son de la voix qui change aussitôt est là pour venir confirmer leurs allégations.

Cette hyperesthésie est cause qu'au moindre courant d'air ou plutôt au moindre changement d'air, en passant d'une chambre dans une autre par exemple, un enrouement se déclarera, quelquefois même avec lui des petits accès de toux nerveuse. Ces personnes ne peuvent chanter que très-peu, car aussitôt qu'elles ont lancé quelques notes, la colonne d'air qu'elles chassent de leurs poumons pour les produire, en passant dans leur larynx suffit pour l'irriter, le dessécher, et amener des contractions désordonnées des muscles de cet organe, qui arrètent brusquement leur voix et les empêchent même d'avaler leur salive, tout en provoquant cependant chez elle ce besoin très-impérieusement.

Je connais dans une estimable famille de Paris une jeune fille qui éprouve ce désagrément à chaque instant. A des intervalles variables, qui n'ont aucune fixité, elle éprouve tout à coup un enrouement. Elle s'est couchée la veille avec une voix délicieuse, elle se réveille le matin avec une voix qui ne l'est plus. Il lui est nécessaire de faire entendre à chaque minute ce petit hum! hum! signalé plus haut pour se débarrasser d'un obstacle imaginaire, et l'exercice de la parole augmente toujours et beaucoup cette difficulté. D'autres fois, sa voix sera normale, elle sera libre et claire ; mais veut-elle chanter, quelques notes s'échapperont bien, justes et harmonieuses, mais au bout d'un temps très-court d'ailleurs, des notes fausses les accompagneront. Il lui faudra même s'arrêter, si elle ne veut pas assister à l'extinction progressive et rapide de sa voix, qui s'éteint insensiblement comme si elle la laissait mourir elle-même, pour répondre à la pensée de l'auteur dont elle chante la musique. »

En dehors de ces picotements, les névroses du larynx peuvent faire éprouver aux malades des sensations étranges. M. Mandl en cite un cas dans la *Gazette des hôpitaux* du 3 mai 1860, où il nous raconte qu'un M. D... âgé de 47 ans, éprouvait avec une aphonie presque complète, un sentiment de froid, non-seulement dans la gorge, mais dans tout le côté. Il appelle cela, «aberration de sensation», je ne sais trop pourquoi, car si un malade prétend ressentir une sensation déterminée et qu'on ait des preuves qu'il ne désire pas tromper, je ne vois pas pourquoi on n'ajouterait pas foi à ses paroles.

La névrose connue sous le nom de spasme de la glotte, peut encore être regardée comme d'origine hyperesthésique ; elle cause, dans tous les cas, l'aphonie non-seulement pendant le spasme, mais encore après. Pendant le spasme, elle est due à une contraction violente, générale et désordonnée de tous les muscles du larynx, à une mauvaise innervation des deux nerfs laryngés par le fait. L'air ne peut plus passer à travers la glotte inter-ligamenteuse, seule la glotte intercartilagineuse fonctionne, et encore fonctionne-t-elle très-mal, car par les renversements des cartilages arythénoïdes, elle se trouve souvent tellement rétrécie, qu'elle ne peut suffire au passage de l'air indispensablement nécessaire à la respiration, et occasionne très-bien la mort par asphyxie.

Quand l'aphonie persiste après l'accès de spasme, on peut très-bien admettre que c'est par suite de la fatigue exagérée des muscles du larynx, qui à un moment donné ont été trop fortement contractés. Ils sont fatigués comme le deviennent ceux des chanteurs et des orateurs en plein air qui les exercent tellement et par tous les temps, qu'ils ne peuvent plus au bout d'un temps déterminé remplir leur mission. Il peut y avoir, et il y a même souvent, douleur exactement comme celle que l'on éprouve après avoir fait de la gymnastique ou accompli un travail manuel long et pénible. On éprouve une courbature qui peut durer plus ou moins de temps, de même on peut dire qu'après les excès signalés plus haut, les muscles du larynx sont courbaturés, et qu'ils peuvent parfaitement être inaptes à se contracter comme il faut à un moment donné, parce qu'ils l'ont trop été pendant l'accès de spasme.

De l'aphonie dans l'hystérie, la catalepsie, l'épilepsie, l'éclampsie et les névroses en général. — L'aphonie dans les névroses que j'indique est un fait d'une extrême fréquence. Les hystériques ou les épileptiques se rencontrent partout, et tout le monde sait parfaitement que l'accès les prive de leur voix. Ils en sont totalement privés, non-seulement parce qu'ils ont perdu la connaissance, qu'ils ne peuvent plus penser à parler ni à dire quoi que ce soit, mais parce qu'il se produit certainement dans leur larynx des convulsions analogues à celles qu'on observe dans les muscles de la locomotion et de relation.

Tantôt tiraillés dans un sens, tantôt dans un autre, tantôt dans tous à la fois, ils ferment complétement le passage de l'air, et ni une parole ni un cri ne peuvent s'échapper. C'est alors que le malade devient comme asphyxié; en effet, à ce moment, les muscles du cou contracturés, le cou lui-même tordu ou renversé, interceptent le cours du sang dans les artères comme dans les veines. A cela s'ajoute l'hématose qui ne se fait plus, parce que la respiration est interceptée par la fermeture de la glotte, parce que les muscles respirateurs ont suspendu ou mal exécuté leur action. A ce moment, les yeux sortent de l'orbite par la pression sanguine interne, les veines de la face se gonflent et la face devient livide; puis tout à coup, comme par un coup de baguette magique, une détente s'opère, ces grands et terribles symptômes s'amendent, parce que, dans l'intervalle de deux convulsions laryngées, la glotte s'est relâchée ; un **cri** rauque, court, saccadé, a été entendu ! Il y a eu un désaccord entre les efforts synergiques que faisaient les muscles pour obturer la glotte, et l'air retenu, comprimé au dessous de l'ouverture laryngienne, qui n'attendait que le moment de passer, s'est échappé brusquement, en produisant ce cri, ce râclement signalé, un bruit, non pas de même nature, mais dû au même mécanisme que le sifflet d'une locomotive. Ce cri, ce bruit est involontaire et n'a quelquefois rien d'humain ; ce n'est pas non plus une volonté humaine qui a voulu le prononcer. C'est la même cause pathologique, résultat des troubles de l'innervation générale se propageant jusqu'aux nerfs laryngés, qui produit, en l'absence des accès, ces bruits insensés que font entendre certaines femmes hystériques, lorsqu'elles veulent parler. Lorsqu'elles ont l'idée de dire un mot, il y a, pendant quelques instants, une impossibilité complète ; on entend un souffle éraillé, pénible à l'oreille, ou les monosyllabes péniblement élaborés de : *ha, ha, ha* ; puis, enfin, vient la parole, la phrase qui se reproduit comme si de rien n'était.

D'autres fois, c'est même encore plus singulier ; au lieu de l'impossibilité de parler, ou d'expulser les monosyllabes précités, c'est un véritable *aboiement*, qui s'échappe du larynx, comme si celui d'un chien se trouvait provisoirement substitué aux lieu et place de celui de la personne ainsi affectée. Il y a dans Paris, paraît-il, je l'ai souvent entendu raconter à mes maîtres, dans les hôpitaux, une personne qui présente invariablement cette distraction aux employés de commerce des magasins dans lesquels elle va acheter. Cette infirmité, dit-on, ne la poursuivrait pas chez elle ni dans les salons où elle va faire briller sa personne, ce serait seulement lorsqu'elle va faire ses emplettes.

Avec les *aboiements*, on a aussi les *cris de coq*, toujours produits par le même processus pathologique et mécanique que j'ai indiqué. Mandl a vu une jeune fille qui présentait à elle seule toutes ces tristes variétés. Hystérique au plus haut degré, lorsqu'elle avait une contrariété, une émotion quelconque, pourvu qu'elle fût vive, immédiatement ces sons discordants et aigus sortaient avec véhémence. Elle aboyait, contrefaisait le coq, ou bien vite prononçait avec furie des mots entiers pendant une inspiration.

Je n'ai pas eu la bonne fortune d'observer des cas aussi intéressants, mais j'ai vu un assez bon nombre de femmes hystériques aphones avant, pendant et après l'accès. Je puis en citer, entre autres, une dont j'ai recueilli et conservé l'observation.

OBSERVATION VIII.

Mademoiselle Amélie Jouvain, âgée de 25 ans, vient à la clinique de M. le Dr Fauvel depuis quelques mois. Elle a depuis quatre ans un enrouement qui la fatigue et l'irrite au plus haut degré. Elle a eu, il y a quatre ans, une affection pulmonaire que je ne puis dénommer ne la connaissant pas, et ses renseignements sont trop peu précis, elle croit que c'est à la suite de cette affection mal déterminée que son aphonie est survenue. Au commencement de l'hiver, sa voix s'en va; avec les beaux jours du printemps elle revient un peu, mais faiblement, et ce n'est qu'avec les fortes chaleurs que son retour s'accentue davantage mais jamais entièrement. Elle a elle aussi toujours comme des crachats dans la gorge à expectorer qui la fatiguent beaucoup, mais qui l'irritent davantage. Elle avoue d'ailleurs avoir un caractère très-irritable et entrer dans des fureurs terribles mais involontaires, à la moindre provocation des personnes qui l'entourent. Sans cela, dit-elle, j'ai périodiquement des attaques qui me prennent tout d'un coup et me font perdre connaissance. Quand je me relève, on me dit que je me suis débattue, et je ressens dans la gorge une douleur atroce comme si on m'étranglait et qui me fait pleurer.

Son larynx, examiné au laryngoscope, révèle des cordes d'une éclatante blancheur, tout ce qu'on peut y voir, c'est une décoloration notable de toutes les muqueuses laryngées et pharyngées, et un défaut de rapprochement des cordes au milieu, comme je l'ai signalé dans le courant de cette étude. Elle est en traitement depuis le mois de janvier de cette année; on lui a donné l'iodure de potassium, appliqué des vésicatoire, on l'a cautérisée, rien n'y fait; seule, l'électricité produit de bons résultats, et encore sont-ils très-fugitifs. Au moment où les réophores sont appliqués sur son larynx, la voix revient, elle parle. Si, pendant ce moment-là, on applique le miroir laryngé, on voit les cordes telles qu'elles paraissaient auparavant; toutefois, le ventre anormal de dilatation médiane que je viens de signaler, est peut-être moins accusé.

Il s'agit bien évidemment là d'une femme hystérique, et pas autre chose. Son aphonie ne peut pas être mise sur le compte de son affection pulmonaire, bien que Stokes, dans le *Dict. de méd.*, cite un exemple d'une jeune fille qui fut aphone pendant le cours d'une pneumonie, une autre pendant celui d'une péricardite. Dans mon cas, on pouvait invoquer, tout en laissant la cause originelle sous l'influence de l'hystérie, une lésion du laryngé supérieur, car les cordes vocales ne sont pas bien tendues, et parce que c'est lui, nous le savons, qui, par son rameau externe, est chargé d'innerver le muscle crico-thyroïdien qui leur donne alors le degré de tension voulue. Cette voix, revenant par l'électricité, prouverait encore ce que j'avance, car elle rétablit un courant dans un nerf où quelque obstacle l'empêchait de se faire.

Quelques auteurs veulent faire remonter le désordre jusqu'au spinal, car ils prétendent, avec M. Mandl, que les filets moteurs du laryngé supérieur viennent du spinal. Il est peu important d'établir cette distinction, qui peut être très fondée, mais qui n'a pas immensément de valeur. Ce qu'il était surtout essentiel de démontrer, c'était que le laryngé sypérieur, et non le récurrent, est souvent en cause, c'est ce que nous nous sommes efforcé de faire.

Je n'ajouterai pas de nouveaux détails théoriques sur l'aphonie produite dans l'*éclampsie* ou la *catalepsie ;* il est évident, ou du moins on peut regarder comme évident que, dans ces deux nouvelles névroses, le désordre musculaire laryngé est le même, bien qu'il dérive d'une affection nerveuse mal connue. On a dit qu'il y avait dans toutes ces affections une *congestion du bulbe ;* c'est encore possible, mais non démontré. Le soulagement immédiat qui se produit cependant dans certaines aphonies hystériques, par la soustraction d'un peu de sang, tendrait à faire bien accueiilir cette théorie ; je la donne parce qu'elle existe, mais sous toute réserve.

Quant aux aphonies observées dans l'*ataxie locomotrice,* dans la paralysie générale progressive des aliénés surtout, elles ne sont pas non plus encore bien expliquées. Dans l'ataxie, on sait bien qu'il y a sclérose des cordons postérieurs de la moelle, il n'y aurait rien d'irrationnel d'établir un rapprochement et de penser qu'une lésion analogue siége au niveau du point d'émergence des laryngés, non de celui des pneumogastriques, parce qu'il y aurait des troubles respiratoires. Dans la paralysie générale des aliénés, les recherches anatomiques sont restées infructueuses.

C. *De l'aphonie dans les empoisonnements et les maladies infectieuses.* — Il y a encore là une certaine analogie entre les causes qui produisent l'aphonie. La lésion primitive le plus souvent n'est autre chose qu'une altération du sang, une désoxygénation du globule, lequel n'a plus les conditions voulues pour exciter les nerfs, et peut agir aussi directement sur les muscles comme sur d'autres tissus.

Telles seraient les intoxications arsenicale, plombique ou saturnine, cuivrique, phosphorique, etc.

Dans l'empoisonnement par le phosphore par exemple, on sait parfaitement qu'il y a stéatose des muscles, c'est-à-dire destruction de la fibre musculaire avec substitution en son lieu et place d'une cellule graisseuse, ou pour ne pas être si affirmatif, dégénérescence graisseuse de la fibre musculaire, mais en somme, comme la force active dans le corps tout entier réside dans les nerfs, on ne peut guère prétendre qu'après l'altération du sang, les désordres immédiats ne se portent pas sur eux, les autres n'étant que secondaires.

Ce qu'il y a de certain, c'est que le trouble est porté partout ; pour rentrer complétement dans mon sujet, je n'ai qu'à faire entendre qu'il peut y en avoir aussi dans les nerfs, sans m'occuper de question de primauté, nous avons tâché de le faire.

D. *De l'aphonie dans la phthisie.*— Il est parfaitement établi aujourd'hui qu'il y a dans la phthisie laryngée, comme dans la phthisie pulmonaire, une aphonie parfaitement indépendante des ulcérations quand elles existent, dont est le siége la muqueuse laryngienne; la meilleure preuve que je puisse en donner, c'est qu'elle a été constatée avant que le larynx soit le plus légèrement atteint.

Elle est très-fréquente chez les femmes chlorotiques et coéxiste même quelquefois avec la toux. Comme il y a pâleur de la face, maigreur, faiblesse générale, et que ce sont autant d'indices communs aux deux maladies,

on pourrait s'y tromper ; dans ce cas, il faut à toute
force faire l'examen du larynx au miroir et ausculter
avec la plus scrupuleuse attention les sommets des poumons, et les résultats seront négatifs.

Elle peut donc la simuler comme je viens de le dire,
sans qu'il y ait l'ombre de tubercules ni dans un point
ni dans un autre, comme aussi elle peut, venir dans le
cours de la phthisie ou pulmonaire ou laryngée, mais
être parfaitement d'origine nerveuse et rien que cela.
Le plus souvent malgré cela, elle dépend de la tuber-
culisation en se rattachant à la cause générale de débilitation de l'organisme. Elle peut quoique cela, guérir
indépendamment de la phthisie dont elle ne modifie en
aucune façon l'aspect ni l'évolution.

Il importe, on le voit, d'établir un diagnostic certain,
car si l'aphonie est due à une simple paralysie de la
motilité, on pourra consoler le malade en l'assurant que
la diathèse sous l'empire de laquelle il se trouve, n'étend
pas encore les ravages de sa domination jusqu'à son larynx, et qu'il y a pour lui espoir de le guérir, ce qui en
effet peut parfaitement avoir lieu.

Mandl a cherché à établir que l'aphonie dans la phthisie, alors qu'il n'y a pas de lésion laryngienne, organique ou inflammatoire, est due à la pression qu'exercent
les sommets des poumons indurés par infiltration tuber-
culeuse et augmentés de volume sur les récurrents. On
ne peut nier cette possibilité, mais entre ne pas nier et
admettre, il y a encore un abîme.

E. *De l'aphonie dans la syphilis.* — Je ne veux pas
parler bien entendu de celle qui résulte de la présence
de plaques muqueuses à la partie supérieure des voies
aériennes, du gonflement œdémateux et de l'inflamma-

tion subaiguë qu'elles exercent dans ces parages, encore moins des pertes de substances qu'elles provoquent;
mon intention est seulement d'établir, en m'appuyant
sur des assertions d'auteurs connus, qu'il y a des aphonies d'origine nerveuse, survenant dans le cours de la
syphilis, comme nous venons d'en voir dans le cours
de la phthisie, sans qu'il y ait de lésion dans le larynx.

Une chose plus étonnante encore, c'est que dans un
cas rapporté par Diday, de Lyon, l'aphonie lui a fait,
d'une façon toute théorique, soupçonner la syphilis
sans qu'il y ait aucun symptôme nulle autre part; il a
donné à tout événement l'iodure de potassium, et le malade guérit au bout de très-peu de temps.

Cet exemple prouve que souvent la présence d'un élément septique, virulent ou infectieux révèle ainsi sour-
dement sa présence par des troubles purement nerveux
et même parfois de peu d'importance, avant de faire
éclater les conséquences de son invasion tout entière,
par les maladies ou la destruction des différents tissus
sur lesquels il porte surtout son action désorganisa-
trice.

ART. 6. — SYMPTOMATOLOGIE. MARCHE. DURÉE.

TERMINAISON.

Il est difficile d'établir une symptomatologie très-nette
comme on pourrait le faire pour une maladie ordinaire
bien étudiée et bien connue, car dans celle qui nous
occupe, l'invasion, la marche, la terminaison varient
essentiellement avec la cause qui l'a produite. Souvent
une même cause produira de l'aphonie d'une façon différente, de sorte qu'il n'est pas possible de donner des

affirmations très-positives. Tout est bizarre comme tout ce qui dépend des nerfs d'ailleurs.

Lorsque l'extinction de la voix n'aura pas commencé brusquement, mais au contraire aura suivi une marche lente, progressive, graduée, on pourra soupçonner une compression des récurrents par une tumeur quelconque augmentant continuellement, et développée autour de leur trajet.

Un kyste, un abcès, un anévrysme surtout, en pressant sur la trachée ou directement sur les laryngés, peuvent très-bien occasionner l'aphonie ; dans ce dernier cas elle arrive progressivement, et augmente avec une émotion, un mouvement, tout ce qui peut exciter la circulation et provoquer le passage plus rapide et plus abondant du [sang dans la poche anévrysmatique à un moment donné.

Dans l'aphonie nerveuse essentielle, au contraire, le début sera brusque et instantané, comme dans les cas de frayeur cités plus haut. La marche de la maladie est capricieuse, quelquefois intermittente, se manifestant à certaines heures de la journée, à certaines époques de l'année, comme le montrent surabondamment, sans entrer dans de nouveaux détails, les observations exposées dans le courant de notre travail, et sa durée est indéterminée. Elle apparaît et disparaît souvent sans qu'on puisse soupçonner la cause de son invasion aussi bien que celle de son départ.

Il est des cas cependant où, comme le prouvent les observations citées plus haut, il y a des prodromes manifestes, il y aura un peu d'irritation dans la gorge, puis cette irritation cessera quand l'aphonie sera devenue complète. Dans cette circonstance cependant on est embarrassé, car dans une aphonie succédant à une irritation, on serait tenté de voir une laryngite aiguë suivie d'aphonie. Pour m'excuser cependant de faire entrer cet exemple dans ma description, je ferai remarquer que dès l'instant où il n'y a plus de lésion dans la gorge, et que l'aphonie subsiste comme s'il y en avait, il faut bien faire intervenir le système nerveux.

D'autres aphonies seront précédées, accompagnées et suivies d'œsophagisme, de dyspnée, de toux, de constriction laryngienne, de douleur à la gorge, comme si un cercle de fer ou un lien fortement serré venait la comprimer, mais le laryngoscope ne révèle rien.

La maladie peut ne se terminer qu'avec la vie du malade, sans toutefois occasionner la mort, comme aussi elle pourra céder à une simple cautérisation pour ne plus revenir, comme nous allons le voir bientôt dans le traitement.

Le pronostic variera donc : grave quand il s'agira d'épilepsie, parce que la maladie elle-même l'est ; grave aussi dans la catalepsie et l'éclampsie, parce que souvent ces deux maladies peuvent devenir fatales; mais, quand il s'agira de l'hystérie pure ou d'une névrose du larynx, on peut se permettre, sans jamais donner d'affirmation pour ou contre, de croire à la bénignité. Le plus malheureux dans cette affaire est l'accès spasmodique, quand il y a spasme, parce qu'on peut y rester, etc. ; mais, au point de vue du fait lui-même, la santé du malade ni ses jours ne sont pas en danger.

Dans les cas de tumeurs, plaies, etc., c'est plus au chirugien qu'au médecin à intervenir, je ne m'en occuperai pas davantage, ayant déjà accompli ma mission, rien qu'en les signalant.

Quant aux aphonies provoquées par action réflexe, si la cause est connue, on comprend que la question de pronostic, de marche, de durée recevra de suite un rayon de lumière qui tranchera les difficultés. Une fois qu'il sera établi qu'une aphonie est due par exemple à des vers intestinaux, le traitement sera dirigé contre les vers, et on sait que l'aphonie cessera.

Si elle est due à une grossesse, il est probable qu'elle passera avec l'accouchement, il n'y a donc pas à s'inquiéter; dans tous les cas, il importe de ne pas oublier d'employer le laryngoscope, car c'est lui souvent qui jugera le différent. C'est un instrument d'une efficacité merveilleuse parce qu'il permet, en une seconde de temps, d'apprécier à leur juste valeur ce qu'on regardait comme des énigmes ou des ambiguïtés, et par cela même laisse au médecin, qui n'a plus de doutes, la possibilité de convaincre son client, de lui apporter ainsi des consolations, qui seront bien plus efficaces que les meilleurs traitements.

DIAGNOSTIC.

Les maladies avec lesquelles on pourrait le plus facilement confondre l'aphonie sont sans contredit le mutisme et l'alalie. Il sera facile d'éviter la première erreur parce qu'il y a entre les deux une différence radicale ; le mutisme, nous l'avons déjà dit, est l'impossibilité d'émettre un son articulé, bien ou mal, bas ou fort; l'aphonie est la perte plus ou moins complète de la voix, mais avec persistance d'un timbre vocal quelque défiguré qu'il soit. Le mutisme est le plus souvent presque toujours congénital, compliqué de surdité, seule cause alors de son existence, parce que le malade, n'entendant aucun son, ne peut en reproduire aucun, malgré l'intégrité de son appareil vocal, l'aphonie est accidentelle ;

je n'y insisterai pas davantage, au chapitre de la définition et classification des aphonies, j'en ai déjà assez
parlé.

Pour ce qui est de l'alalie, la confusion est presque
aussi difficile, car, dans ce cas, il n'y a pas, à proprement parler, perte de la voix ; la voix se produit très-
bien, tous les sons sont émis, bien articulés, mais il y
a entre eux des intervalles plus ou moins considérables,
occupés par ce cri : *hé, ha, hé, ha, hé, ho* ! comme fait
le collégien qui récite la leçon qu'il n'a pas étudiée ou
qu'il a oubliée. Il cherche à se rappeler mais ne peut y
parvenir, *il ânonne*. Il y a quelque chose de cela dans
l'alalie, parce que le malade ne se rappelle pas. Ce n'est
pas son larynx qui lui refuse son concours, mais son
cerveau, ses facultés mnémotechniques. Il oublie passa-
gèrement ; dès qu'il se rappelle, le mot s'échappe comme
involontairement, parfaitement articulé, puis il recom-
mence, en attendant le prochain, en attendant même
l'idée quelquefois qui doit suivre ses hé, ha, ho, hé !

On pourrait croire encore à une asynergie vocale que
j'ai longuement expliquée au début de ce travail, je crois
qu'il n'en est rien. Ces monosyllabes ne sont pas le résultat de contractions irrégulières et inordonnées des
muscles du larynx, mais de la recherche et de la découverte tardive du mot propre. On observe encore l'alalie
aussi bien que l'aphonie dans un certain nombre de circonstances, qui sont les mêmes dans l'un et l'autre cas,
comme les émotions morales, mais qui vont détruire
l'équilibre fonctionnel dans un autre point de l'organisme.

Dans l'aphonie, ce sont les laryngés supérieurs ou inférieurs qui sont ordinairement attaqués.

Dans l'alalie, la lésion paraît remonter à l'organe

même de la pensée, au centre nerveux lui-même ; c'est le cerveau qui supporte les frais.

De quelle nature est la lésion? On ne l'a jamais su ; à peine pourrait-on soupçonner son siége dans le cerveau lui-même ; mais il y a des expériences physiologiques d'après lesquelles les lobes antérieurs du cerveau seraient réputés donner asile aux facultés mnémotechniques.

Après ces deux causes d'erreur, vient la *mussitation ;* mais celle-ci est toujours volontaire.

Le phénomène connu sous le nom de mue, pendant l'évolution duquel, les jeunes sujets, jeunes gens surtout, ont une voix enrouée et désagréable; mais est-il besoin d'insister là-dessus ? On a pour se guider l'âge du sujet, sa bonne constitution, et d'ailleurs il est rare que la voix disparaisse entièrement.

Les autres difficultés pourraient être produites par des affections aiguës et chroniques, laryngite, laryngo-bronchite, catarrhe, mais alors le laryngoscope est là pour sauvegarder le flair médical de l'observateur, et l'empêcher de commettre cette grossière erreur. Il lui donnera toujours des données certaines, et ne lui laissera pas la possibilité de ne pas apercevoir une irritation, une inflammation quelconque, s'il y en a ; dès lors on deviendrait inexcusable.

Je terminerai donc cette question, et même cette thèse, en conseillant fortement l'usage du miroir laryngien, sans lequel il n'est pas possible de faire un bon diagnostic et conséquemment une bonne thérapeutique. C'est un puissant élément de secours dont la science est enrichie depuis peu de temps; ce serait fermer les yeux à la lumière que de n'en point user, et même abuser, toutes les fois qu'il s'agira de maladies du larynx.

TRAITEMENT.

Il est peu de maladies qui aient été traitées par des moyens plus nombreux, plus variés, plus opposés, je dirai même plus incroyables, que celle-là. Il faut se reporter à la thérapeutique de l'hystérie elle-même dont, du reste, la maladie dont nous nous occupons n'est qu'une conséquence ou quelquefois qu'un symptôme, pour trouver une richesse de remèdes pareille. Dans l'une comme dans l'autre, mêmes efforts, même insuccès ; c'est pénible à dire, mais il faut bien l'avouer. Avant d'entrer dans aucun exposé thérapeutique, je ferai tout d'abord remarquer qu'il faut bien se préoccuper de connaître la cause de l'aphonie pour la combattre, car souvent ce n'est pas contre le symptôme aphonie qu'il faudra s'insurger, mais contre la maladie qui l'occasionne ; c'est cette dernière qu'il faudra attaquer et combattre, sa guérison, si on l'obtient, devant entraîner l'autre.

Je ne puis, on le comprend, m'appesantir sur la conduite à tenir dans cette dernière circonstance, car, même pour donner un tableau synoptique des médicaments utiles, convenables, ou nécessaires, il faudrait écrire un volume. Ma mission se borne à donner le conseil dont je viens de parler : reconnaître la maladie qui produit l'aphonie, reconnaître l'abcès, la tumeur, le kyste ou la blessure quand il y en a, et agir en conséquence. Je ne puis que renvoyer aux traités de pathologie où l'on trouvera exposée la manière d'agir une fois la maladie constatée.

Mon rôle, dans cette étude, est de ne m'adresser qu'au symptôme aphonie proprement dit. Je le prends tel

quel; après avoir examiné scrupuleusement toutes les
parties du corps soupçonnées de prendre une part quelconque à sa production et ne constatant rien, je m'en
prends directement à lui et je cherche à en triompher.
Je ne vois aucune cause saisissable ; je trouve l'appareil
vocal intact dans sa constitution matérielle ; je puis et
je dois donc rétablir ses fonctions.

Deux manières différentes d'agir sont aujourd'hui pré-
conisées, et la connfiace qu'elles ont acquise paraissant
se reposer sur l'observation de faits nombreux, je veux
parler de la *saignée* et de l'*électrisation.*

La saignée a paru bien réussir, les cas que j'ai rapportés dans mon travail et dont l'un a été observé par
moi, confirment cette allégation. J'ai dit dans l'exposé
de l'aphonie de la femme actuellement encore dans le
service de M. Bourdon, que de petites saignées prati-
quées de temps en temps lui rendaient la voix comme
par enchantement, et je n'ai pas, on le sait, que mon observation pour avancer ce fait. Beaucoup d'aphonies ont
été traitées ainsi, et les malades aussi bien que les médecins s'en sont bien trouvés. La saignée doit être faible,
mais répétée aussi souvent que besoin en est. D'habitude chaque saignée fait reparaître la voix pour un ou
deux septénaires ; on voit d'ici que si l'on conseillait de
faire des saignées abondantes à des intervalles si rap-
prochés, il faudrait autant dire tuer le malade. Quelques grammes de sang sont seulement nécessaires ;
dans le cas qui nous concerne on a vu qu'une simple
piqûre suffisait. Dans ceux rapportés par Ollivier d'Angers, Webster, Blache, Junker et Smith les choses se
passaient à peu près ainsi. Dans ce dernier de Smith, au
lieu d'une saignée générale pratiquée avec la lancette,
on fit simplement une application de sangsues *loco do-*

lenti, c'est-à-dire sur une vertèbre rachidienne, car il y avait paraît-il une vive douleur, et le bon effet fut immédiatement produit. Ces exemples suffisent, je pense, pour faire envisager les évacuations sanguines comme une bonne mesure, sans vouloir les prôner comme une indication indispensable. J'ai montré qu'elles pouvaient être très-efficaces, cela me suffit.

La seconde méthode nouvelle et incontestablement sérieuse c'est l'électrisation.

Elle a été appliquée diversement. On l'appliquait autrefois extérieurement sur le cou pour exciter les nerfs vagues ; Pellegrini (*Giorn. per servire ai progressi della pathologia*, 1843) enfonçait une aiguille à acupuncture au niveau des premières vertèbres cervicales et l'autre sur les côtés de la glotte ; si le moyen était bon il ne devait pas être agréable, je pourrais même dire qu'il devait être détestable pour le malade.

C'est à M. Duchenne (de Boulogne) que revient toute la gloire d'avoir trouvé de nouveaux procédés plus sûrs et moins ennuyeux ; c'est lui qui a montré l'immense parti qu'on peut tirer de la faradisation portée directement sur les muscles du larynx et les nerfs récurrents.

Suivant qu'on veut exciter directement les nerfs ou les muscles ce procédé varie. Pour exciter les nerfs on place un rhéophore humide au niveau du crico-thyroïdien à l'extérieur, l'autre est porté dans le pharynx sur les parties latérales du constricteur inférieur en un point où il est possible d'atteindre les récurrents.

Pour exciter les muscles on porte le second rhéophore sur la face postérieure du larynx en exécutant des mouvements de bascule et de latéralité pour atteindre tous les muscles, et on réussit parfaitement. Ce succès a été confirmé par les essais de Meyer Erdmann, Philippeaux, Hermes, Morell, Mackenzie (1).

En dehors de ces deux puissants moyens, dont l'effet curatif est sérieux et peut être quelquefois instantané et durable, il y en a une foule d'autres que je ne vais faire qu'indiquer sans y ajouter autant d'importance qu'aux précédents, par la bonne raison qu'on a en eux une confiance plus limitée, ce sont :

Antispasmodiques. — Ils échouent le plus souvent. Le Dr Lac de Bosredon (*Gazette des hôpit.*, 1857) raconte l'emploi heureux du valérianate acide d'atropine à la dose de 1 demi-milligramme dissous dans 150 grammes de véhicule et pris dans les 24 heures.

Révulsifs. — Les meilleurs sont les vésicatoires sur le devant du cou. Ce moyen m'a très-bien réussi pendant la guerre sur un militaire sur lequel j'avais en vain essayé les calmants, les narcotiques, les antispasmodiques, et même les purgatifs. Les frictions irritantes avec la teinture d'iode, la pommade stibiée. Gunther vante (in *Lond. Repository*, t. XIII) le séton.

Hydrothérapie. — Ceci est un très-bon moyen intelligemment appliqué, surtout avec les instruments perfectionnés que nous possédons aujourd'hui. A défaut de douche ou de lance, un simple drap mouillé appliqué brusquement sur le corps peut causer de bons effets, par la secousse profonde qu'elle imprime autant à la circulation qu'à l'innervation.

Les vomitifs, pour une raison analogue, ont quelquefois réussi, mais leur action n'est pas certaine, et quand elle n'agit pas, c'est un moyen ennuyeux qu'il peut répugner au malade d'employer.

(1) Gaz. hebd., 1856. p. 925 ; 1859, p. 365, 1864, p. 60, et Gaz. méd. de Lyon, 16 sept. 1868.

Les *purgatifs* ont été essayés sous toutes les formes sans beaucoup de résultat.

Les *cautérisations* ont été employées quelquefois avec succès. Trousseau, dans une observation que j'ai citée plus haut, rendit la voix à une jeune fille par un simple attouchement avec une petite éponge trempée dans une solution de sulfate de cuivre. Aujourd'hui on préfère l'acide chromique qui, dit-on, fait des effets merveilleux. L'iode est aussi en vogue, M. Isambert l'emploie souvent ; ce moyen aurait très-bien réussi dans un cas que rapporte Mandl (*Gaz. des hôpit.*, janvier 1861), à la dose de 1 gramme de teinture dans 100 d'eau additionnée de 10 grammes d'iodure de potassium.

Le nitrate d'argent sert encore quelquefois ; mais comme il peut arriver que le porte-caustique ne soit pas bien adapté à la pierre et que celle-ci tombe dans le larynx comme ou l'a vu, on a renoncé à ce dernier moyen.

Les gargarismes, inhalations et insufflations n'ont plus la réputation qu'ils ont eue à certains moments, quand ils peuvent cependant être portés jusque sur les cordes vocales inférieures, comme les récentes expériences de M. Guinier le démontrent, leur emploi peut être légitimé. On a usé pour gargarismes comme pour inhalations de liqueurs astringentes ou excitantes, fumigations d'ammoniaque, d'acide benzoïque, de baume de Tolu, solution albumineuse, eau de goudron, eau sulfureuse.

Dans un cas rapporté par M. Lente, une inhalation de chloroforme aurait fait merveille. Il s'agit d'une femme qu'on avait ainsi endormie pour lui faire l'opération de la hernie étranglée. Elle était aphone depuis un an, paraît-il, et quand elle revint de son sommeil artificiel, elle avait recouvré la voix. (*Americ. med. Times*, 1861.)

Valleix raconte qu'il aurait guéri une jeune fille d'une aphonie existant déjà depuis douze ans par l'usage de cigarettes de benzoïne, et Mankel dit dans *Med. Times*, 1866, que les inhalations de vapeurs d'iode jointes à l'usage interne d'acide iodique rendirent aussi la voix à une autre jeune fille.

Telle est la nomenclature variée des médicaments nombreux qui ont été à plusieurs reprises préconisés pour guérir l'aphonie. Elle s'est montrée le plus souvent rebelle à leur action comme au désir du médecin : ceux cependant sur lesquels, en terminant, j'appellerai le plus specialement l'attention et la confiance, sont les cautérisations et par-dessus tout l'électricité pratiquée comme nous l'avons indiqué plus haut.

Paris. Typ. A. Parent, rue Monsieur-le-Prince 31.

TABLE DES MATIÈRES

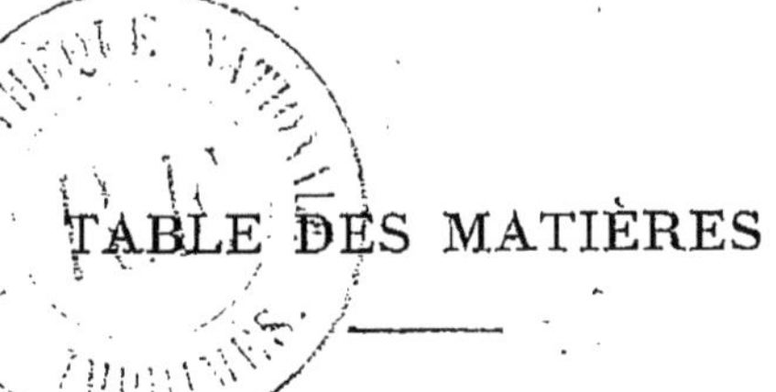

www.ingramcontent.com/pod-product-compliance
Ingram Content Group UK Ltd.
Pitfield, Milton Keynes, MK11 3LW, UK
UKHW021450090726
13657UKWH00003B/1303